ESSAI SUR LES MALADIES DU COEUR

DE

LA MORT SUBITE

DANS L'INSUFFISANCE DES VALVULES SIGMOÏDES

DE L'AORTE

PAR

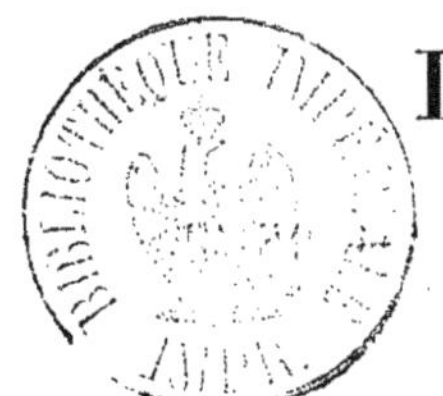

CHARLES MAURIAC

Docteur en Médecine de la Faculté de Paris,
Interne Lauréat des Hôpitaux et Hospices civils de Paris,
Médaille de Bronze,
Accessit (Concours de 1856), 2ᵉ Mention (Concours de 1857),
Médaille d'Or (Concours de 1858).

PARIS

L. LECLERC, LIBRAIRE-ÉDITEUR,
rue de l'École-de-Médecine, 14.

1860

PARIS.—RIGNOUX, IMPRIMEUR DE LA FACULTÉ DE MÉDECINE,
rue Monsieur-le-Prince, 31.

A MON AMI

PHILIPPE DAURIAC

Non amici, fratres : non sanguine, corde.

ESSAI SUR LES MALADIES DU COEUR.

DE

LA MORT SUBITE

DANS

L'INSUFFISANCE DES VALVULES SIGMOÏDES

DE L'AORTE.

INTRODUCTION.

Parmi les nombreuses maladies dont le cœur peut être le siége, l'insuffisance des valvules sigmoïdes de l'aorte passe pour une des mieux connues ; cependant nous sommes convaincu que beaucoup de praticiens seront étonnés d'apprendre que cette grave affection est une cause fréquente de mort subite. L'incertitude qui règne sur son pronostic nous a déterminé à en faire l'objet d'une étude tout à la fois clinique et théorique. En prenant pour base de notre travail quinze observations disséminées dans les recueils scientifiques français ou étrangers, nous avons cherché à décrire l'évolution organo-pathologique des lésions qui préparent la mort subite et l'action des causes occasionnelles qui la provoquent. Mais, avant d'entrer dans l'analyse des phénomènes de cette maladie, envisagés au point de vue de sa terminaison, nous avons pensé qu'il était nécessaire d'étudier d'une manière plus générale la pathogénie des maladies du cœur et les causes de la mort dans ces maladies, pour faire ressortir la différence qui existe, sous ce rapport, entre l'insuffisance aortique et les autres affections de l'organe central de la circulation.

Dans les recherches historiques qui constituent la première partie de notre dissertation, on verra que, si le fait de la mort subite dans la maladie qui nous occupe est ignoré d'un grand nombre de médecins, il a été signalé plusieurs fois par les pathologistes anciens et modernes. Toutefois personne encore n'a cherché à l'expliquer et à en faire l'objet d'un travail spécial. —Pourquoi une pareille lacune existe-t-elle dans la pathologie du cœur? On en trouverait peut-être la raison dans la direction scientifique des études médicales modernes. Lorsque la merveilleuse découverte de Laënnec eut enrichi la science clinique d'un instrument de diagnostic presque infaillible, une impulsion toute nouvelle fut imprimée à l'étude des maladies du cœur. Dès cette époque, tous les esprits furent saisis de la même idée, entraînés dans la même voie, poussés vers le même but. Il fallait, en effet, pour se rendre un compte exact des phénomènes stéthoscopiques et en déduire des notions précises sur le siége des lésions organiques, que les altérations de texture du cœur et de ses annexes, que ses mouvements et ses bruits normaux, fussent parfaitement connus. C'était le seul moyen de fonder sur des bases solides la physiologie pathologique du cœur. L'auscultation avait fait surgir tout à coup tant de problèmes nouveaux, dont la solution, impatiemment attendue, irritait la curiosité scientifique, que pour les résoudre, force fut aux médecins de se faire physiologistes, et aux physiologistes de devenir momentanément cliniciens. Cette alliance trop rare de la médecine et de la physiologie fut féconde en heureux résultats qu'on ne peut contester, quoiqu'il existe encore quelque obscurité sur l'interprétation des bruits anormaux qu'on observe dans les maladies du cœur. La convergence des recherches cliniques et physiologiques vers le même but, le diagnostic anatomo-pathologique, peut être considérée comme la cause qui a fait négliger l'étude de la marche et du pronostic des affections du cœur.

Quoi qu'il en soit, le fait de la mort subite dans l'insuffisance aortique est peu connu, et nous nous sommes efforcé d'en donner la théorie. Notre dissertation est divisée en quatre parties : dans la deuxième et dans la quatrième, nous exposons des idées qui nous sont personnelles et dont nous devons par conséquent accepter la responsabilité. Si elles ne sont pas partagées par les lecteurs qui nous feront l'honneur de nous lire et de nous juger, nous espérons du moins qu'ils pourront trouver, soit dans la partie historique, soit dans la partie clinique, tous les éléments nécessaires pour donner une solution plus satisfaisante du problème de la mort subite dans l'insuffisance des valvules semi-lunaires de l'aorte.

PREMIÈRE PARTIE.

RECHERCHES HISTORIQUES SUR LA MORT SUBITE DANS L'IN-SUFFISANCE DES VALVULES SEMI-LUNAIRES DE L'AORTE.

I.

Le fait de la mort subite dans l'insuffisance des valvules semi-lunaires de l'aorte a été signalé pour la première fois à notre époque par M. le Dr Gendrin. Dans ses belles leçons sur les maladies du cœur et des gros vaisseaux, où la pathologie générale de ces maladies est traitée avec une hauteur de vues qui fait vivement regretter que la publication de l'ouvrage ait été interrompue, ce profond pathologiste parle à plusieurs reprises de l'extrême gravité des lésions de l'orifice aortique. M. Gendrin professe depuis longtemps, surtout dans ses conférences cliniques, que l'inocclusion des valvules de l'aorte place dans l'imminence de la mort subite les malades qui en sont atteints. Mais s'il indique le fait, M. Gendrin s'abstient d'en donner l'explication. La réserve de ce médecin sur un point aussi intéressant de la pathologie du cœur nous porte à penser qu'il ne veut pas encore dire son dernier mot, et qu'il se propose de ménager une surprise à ses contemporains, en exposant dans un travail dogmatique toutes les causes de cet accident redoutable.

II.

La question de la mort subite, déterminée par l'insuffisance des valvules de l'aorte, n'est pas d'origine moderne. Si M. Gendrin a eu le mérite d'en parler le premier et de s'en occuper d'une manière spéciale, dans un temps où le diagnostic anatomo-pathologique, fondé sur l'appréciation des signes physiques des maladies du cœur, absorbait peut-être un peu trop exclusivement l'attention des pathologistes, il faut reconnaître que le fait n'avait point échappé à la sagacité des grands observateurs du XVIIIe siècle. Frappés par des cas de mort subite, chez des sujets qui n'avaient présenté pendant leur vie que des troubles fonctionnels peu graves, en apparence, du côté du cœur, et chez lesquels l'ouverture cadavérique ne permettait de constater que des indurations, des ossifications générales ou partielles des valvules de l'aorte et de l'origine de ce vaisseau, ces illustres médecins se demandèrent si c'était dans cette lésion ou dans d'autres altérations, qui leur avaient échappé, que résidait la cause immédiate de la mort subite. Il suffit de lire les admirables lettres de Morgagni pour voir qu'à cette époque la physiologie pathologique de l'insuffisance aortique était parfaitement connue dans son phénomène essentiel. C'est ce que prouve le passage suivant : « De « même que l'une de ces valvules était ossifiée, dit Morgagni, et les « autres endurcies, de même en obéissant moins facilement au sang, « elles purent, d'une part, augmenter les obstacles à la sortie de ce « liquide, et de l'autre ne pas empêcher suffisamment son retour « quand il était repoussé bientôt après par les contractions de l'aorte: « de sorte que, comme quelque portion de ce sang revenait dans le « ventricule gauche du cœur, alors que cette cavité devait recevoir « celui qui venait des poumons, il arrivait nécessairement que la « portion qui rentrait, aussi bien que celle qui n'avait pas été chas- « sée un peu auparavant, à cause de l'obstacle, occupaient quelque « partie de la place qui appartenait toute entière, d'après les vœux « de la nature, au sang qui devait arriver des poumons. Enfin, dans « cet état de choses, il n'était pas possible que les poumons et le « cœur ne fussent pas surchargés, et que celui-ci ne fût pas forcé à « rejeter de temps en temps, avec de plus grands efforts, le sang qui « s'arrêtait dans son intérieur. » (*De Sedibus et causis morb.*, lett. 23, n° 9.) Est-il possible d'analyser plus complétement les effets qui résultent de l'inocclusion des valvules semi-lunaires? On n'a rien ajouté depuis à cette explication. Cette récurrence du sang que Morgagni voyait avec les yeux de l'esprit, nous la constatons aujourd'hui, grâce à l'auscultation, en appliquant l'oreille sur la région précordiale des malades atteints d'insuffisance.

Les médecins dont nous parlons, Vieussens, G. Greiselius, G. Horst, Rayger, Ruysch, T. Zwinger, J.-C. Bertin, A. de Haller, Trew, Kramer, connaissaient donc non-seulement les lésions des valvules semi-lunaires, mais encore les troubles fonctionnels qu'elles produisent du côté du cœur, et les causes de ces troubles fonctionnels; aussi avaient-ils tous les éléments nécessaires pour résoudre, aussi bien qu'on pourrait le faire aujourd'hui, le problème de la mort subite dans cette maladie.

Ce problème fut posé, discuté et résolu par Morgagni, à propos d'une observation très-remarquable de Rayger, que nous rapporterons dans la partie clinique de notre travail, à laquelle nous renvoyons le lecteur. Dans le même paragraphe, Morgagni fait aussi allusion au passage suivant, qu'on trouve dans le *Commercium litterarium* de l'année 1736, après la préface : «Notæ quædam ad hunc «annum pertinentes : ossificationem valvularum cordis semi-luna-«rium, quam asthmaticis et repentinæ mortis quandoque causam «indicavit celeberrimus D. D. Kramerus, deprehendit quoque «D. D. Trew in viro juveni simili fato extincto, ubi non solum dictæ «valvulæ extensæ, omnino duræ, rigidæ, atque hiatum ventriculi «cordis sinistri in aortam tantum non penitus occludentes, verum et «totus aortæ ambitus prope principium suum, duras atque inflexi-«biles inveniebantur. »

Pour donner une idée exacte de l'opinion de Morgagni sur la question de la mort subite, nous lui emprunterons encore le passage suivant, où il commente l'observation de Rayger : «Au reste, «les valvules de l'aorte n'ont pas été trouvées très-rarement ossi-«fiées depuis le temps où cet auteur (Rayger) écrivait, quoique l'on

«ait eu fort rarement raison de leur imputer une mort aussi subite,
«lorsqu'il n'existait aucune autre lésion. Car, à moins qu'elles ne
«finissent par boucher le passage du sang, comme je le disais un
«peu plus haut, elles ne causent pas une mort de cette espèce: et
«en effet, dans tant d'exemples de valvules ossifiées dont je vous ai
«cité ailleurs un grand nombre, elle a eu lieu rarement, et avant
«qu'elle survînt, il ne manquait pas déjà d'autres incommodités
«qui pouvaient ou la produire en même temps, ou l'annoncer d'a-
«vance. C'est donc avec raison que Rayger doute, dans son obser-
«vation, si ces valvules osseuses furent la cause d'une mort aussi
«subite, attendu qu'il ne lui semblait pas croyable qu'elles eussent
«empêché la circulation du sang, et qu'il ne me le semble pas non
«plus à moi-même, quand je lis qu'il n'existait aucune maladie à
«laquelle cet homme fût sujet auparavant..... Que si l'on ne trouva
«dans tout le corps aucun autre état morbide qui pût, joint à celui
«des valvules, fermer la sortie du sang ou s'opposer à son mouve-
«ment, j'avancerai volontiers, pour ne pas dire qu'on ne fit pas
«assez de recherches, que cet état était caché dans les nerfs, ou
«plutôt qu'il faut le reconnaître dans un mouvement du sang aussi
«précipité, auquel les valvules ainsi affectées ne purent pas ré-
«pondre.....» (*De Sedibus et causis morb.*, lett. 27, n° 19.) Au n° 12
de la même lettre, l'illustre anatomo-pathologiste cite un cas fort
curieux de mort subite qui lui fut communiqué par Mediavia. Nous
le reproduirons dans la troisième partie de notre thèse. On ne
trouva, à l'ouverture du cadavre, qu'une insuffisance des valvules
semi-lunaires et une énorme dilatation des cavités du cœur, principalement du ventricule gauche. Ce fait si catégorique fournit à Morgagni l'occasion de faire des remarques du plus haut intérêt; nous
les citerons; mais nous avons pensé qu'elles seraient mieux placées
à la suite de l'observation. Si on veut se donner la peine de rappro-
cher ces deux passages, on pourra se faire une idée très-exacte de
l'opinion de ce maître sur le point qui nous occupe (voy. obs. 3).

La profonde admiration que nous professons pour Morgagni nous faisait un devoir de donner *in extenso* sa manière de voir au sujet de la mort subite dans l'insuffisance des valvules de l'aorte ; il eût été peu respectueux de la tronquer ou de l'altérer en la commentant. Qu'on lise et qu'on juge. Du reste, il faut reconnaître que personne n'a traité aussi complétement que ce grand homme la question de la mort subite dans les maladies du cœur ; et non-seulement cette question, mais toutes celles qui se rattachent aux affections de ce viscère. Que de faits curieux ! Quelle érudition ! Que de remarques vraies, ingénieuses ou profondes, sur tous les points de la pathologie du cœur ! Anatomie, physiologie, lésions organiques, troubles fonctionnels, on trouve tout dans ces admirables lettres, et, de plus, les vues intuitives que le génie seul peut avoir.

III.

Les médecins du siècle dernier, et parmi eux Lancisi, dans sa remarquable dissertation *de Subitaneis mortibus*, traitèrent la question de la mort subite dans les maladies du cœur avec une supériorité de talent qui n'a été dépassée que par Morgagni. « Ad vitæ « necessitatem ex parte cordis, » avait dit le grand médecin de Rome, « tria considerari debent : 1° Congrua structura tam cordis quam « magnorum vasorum ; 2° viarum libertas ; 3° vis movens, quam fa- « cultatem pulsativam dicunt. Certe ex unoquoque fonte maximi « oriri possunt morbi qui confertim perimant. » Mais ni Cullen, ni Lancisi, ni Valsalva, ni Santorini, ne s'occupèrent d'une manière spéciale des lésions des valvules aortiques comme cause de mort subite. Les idées formulées par ces maîtres sur les morts subites dépendant des affections du cœur et des gros vaisseaux ne pouvaient-elles pas être développées, rajeunies, complétées avec les nombreux matériaux que les progrès incessants de la science médicale mettaient à la disposition des pathologistes ? N'y a-t-il pas lieu de s'étonner que cette importante question ait si peu préoccupé les médecins modernes ? Ainsi, dans les ouvrages si remarquables, à tant de titres, de Hope et de M. Bouillaud, il n'est pas même fait mention de cet accident redoutable. Kreysig cependant désigne, d'une manière formelle, comme maladies pouvant surtout occasionner la mort subite, à une époque où le malade paraît encore avoir toutes les apparences de la bonne santé, l'amincissement des parois du cœur et les altérations des orifices de cet organe, principalement celles qui permettent le retour du sang dans la cavité qu'il vient de quitter (trad. italienne, t. V, p. 113). Mais son observation ne s'applique pas plus directement aux insuffisances aortiques qu'aux insuffisances mitrales.

Notre notice historique serait incomplète, si nous ne parlions pas des travaux des docteurs allemands MM. Herrich et Popp. Ces deux savants publièrent, en 1848, un premier mémoire sur les morts subites. Plus tard, en 1854, le Dr K. Popp fit paraître de nouvelles recherches sur ce sujet, rédigées d'après les notes inédites de feu le Dr K. Herrich. Cette monographie est un hommage rendu par M. Popp à la mémoire de son ami, qui, par une fatalité singulière, atteint lui-même d'une maladie du cœur, succomba d'une manière subite. Comme ces mémoires ne sont pas faits exclusivement au point de vue qui nous occupe, nous n'en donnerons qu'une analyse sommaire. Nous nous bornerons à dire que les causes les plus prochaines de la mort, dans les observations qu'ils rapportent, sont : les épanchements idiopathiques ou secondaires du péricarde; la dégénérescence graisseuse du cœur, qui détermine soit la paralysie, soit la rupture de ce viscère; le ramollissement des parois des ventricules, et surtout les lésions valvulaires et les altérations consécutives des parois et des cavités. Dans la grande majorité de ces faits, recueillis par les auteurs eux-mêmes, la mort inopinée est survenue par le fait d'une cessation brusque et trop prolongée des systoles de l'organe central de la circulation, c'est-à-dire par syncope cardiaque. Dans aucune de leurs trente observations, la mort subite n'a été occasionnée par une affection primitive du cerveau. Les altérations de l'encéphale et de ses méninges, telles que congestions, augmentation insolite du liquide céphalo-rachidien , épaississement blanchâtre des membranes, étaient en général secondaires et dépendaient d'une maladie du cœur.

IV.

Lorsque le Dr Corrigan publia, en avril 1832, dans le *The Edinburgh med. and surg. journal*, son mémoire sur l'insuffisance des valvules semi-lunaires de l'aorte, plusieurs médecins crurent à une révélation ; et, pour exprimer à l'auteur leur admiration et perpétuer leur reconnaissance, ils désignèrent cette lésion sous le nom de *maladie de Corrigan*. Ceux qui l'appellent encore de ce nom, commettent une erreur et consacrent une injustice. Il ressort du passage de Morgagni que nous avons cité plus haut, qu'à une époque bien antérieure à celle dont nous parlons, les altérations anatomiques si variées de l'origine de l'aorte étaient parfaitement connues, et que le mécanisme du trouble que ces lésions entraînent dans la circulation intra-cardiaque et dans la circulation des vaisseaux artériels, avait reçu sa véritable explication. Corrigan, si tant est qu'il ait découvert les signes stéthoscopiques de la maladie (Hope, je crois, les avait décrits en 1831), ne fit qu'interpréter, au point de vue du diagnostic, les bruits de souffle que les conditions organo-pathologiques déterminent dans la région du cœur. Les travaux de notre grand Laënnec lui rendaient la tâche facile, car cet illustre inventeur avait fixé, d'une manière précise, les circonstances qui font naître les bruits de souffle aux orifices du cœur. D'ailleurs, pourquoi donner à une maladie quelconque le nom de celui qui ne décrit que quelques-uns de ses phénomènes ? et si l'on appelle l'insuffisance aortique *maladie de Corrigan*, pourquoi, avec bien plus de raison, n'appellerait-on pas *maladies de Laënnec* toutes les maladies auxquelles ce médecin a appliqué son admirable procédé d'investigation diagnostique ?

Corrigan, armé du stéthoscope, décrivit mieux qu'on ne l'avait fait jusqu'alors l'ensemble des signes physiques de la maladie. Il donna la théorie de plusieurs phénomènes remarquables, entre autres du pouls, dont un célèbre pyrétologiste du siècle dernier, Selle, avait indiqué le caractère bondissant. Le diagnostic de l'insuffisance constitue donc la partie la plus importante de son travail ; nous nous abstiendrons d'en faire la critique. Mais lorsque ce médecin arrive au sujet qui nous occupe, c'est-à-dire au pronostic de la maladie, il commet plusieurs erreurs graves qui font peu d'honneur à son érudition. Dans l'anévrysme de l'aorte, dit-il à peu près, le malade est à chaque instant menacé de succomber, et, malgré le peu d'espoir de guérison qu'on peut avoir, on l'oblige à s'abstenir de quelque travail que ce soit, afin de retarder au moins les progrès du mal ; tandis que, quand la maladie consiste dans l'anéantissement des valvules aortiques, la mort ne survient jamais subitement ; et, en observant quelques précautions, le malade peut encore vaquer à ses occupations habituelles. Un peu plus loin, il recommande d'entretenir chez les malades le calme de l'esprit : c'est un excellent conseil ; mais pourquoi ajoute-t-il « qu'on peut le faire en toute sûreté de conscience, puisque jusqu'ici on ne connaît aucun exemple de terminaison subitement funeste de l'insuffisance aortique ? » Cette vue générale et fausse sur l'issue de la maladie empêche sans doute le docteur écossais de se livrer à une discussion un peu détaillée des phénomènes morbides envisagés sous le rapport du pronostic. Cette partie si importante dans l'histoire des maladies est très-négligée dans son mémoire. Il s'occupe cependant de la fréquence du pouls, qu'il considère comme un signe très-favorable, si favorable, qu'il va presque jusqu'à prôner les substances qui stimulent le cœur ; par contre, il proscrit radicalement les préparations de digitale et les autres sédatifs de la circulation. Ce pronostic spécial, déduit de la fréquence des diastoles artérielles et exclusivement fondé sur une théorie mécanique du fait, nous paraît aussi erroné que son pronostic général ; nous le réfuterons dans la dernière partie de notre travail.

V.

Deux thèses importantes parurent en 1836 sur l'insuffisance des valvules semi-lunaires de l'aorte : l'une est de M. Guyot, l'autre de M. Charcelley. Dans la thèse de M. Guyot, on trouve une observation de mort subite; mais l'auteur, trop visiblement préoccupé du diagnostic de la maladie, des phénomènes singuliers que présente le pouls, et des signes stéthoscopiques, qui n'étaient pas alors aussi bien connus qu'aujourd'hui, ne fait aucune remarque sur cette terminaison brusquement fatale. M. Charcelley traite la question du pronostic, mais d'une façon incomplète et sans apprécier rigoureusement, au point de vue de l'issue de la maladie, les symptômes qui la caractérisent; du reste, il ne signale nullement le fait de la mort subite dans cette affection.

VI.

Le 20 juin 1856, M. Briquet communiqua à la Société de médecine du département de la Seine plusieurs faits de mort subite. On verra, par les propres paroles de cet excellent observateur, qu'il a très-bien compris les dangers qu'entraîne pour les malades l'inocclusion des valvules sigmoïdes.

« La mort subite, dit-il, survient souvent dans le cours des mala-« dies du cœur ; et, bien que l'esprit puisse saisir alors un lien entre « la lésion et le résultat, il faut cependant reconnaître qu'il y a là, « pour beaucoup de praticiens, obscurité et mystère. Parmi les affec-« tions du centre circulatoire, je signalerai surtout, comme cause fré-« quente de mort subite, les insuffisances de l'aorte. Ces affections « sont perfides, et, chez les sujets qui en sont atteints, la mort peut « survenir par le seul changement de position. Ainsi je citerai le fait « d'un homme âgé de 68 ans, couché dans mon service à l'hôpital

«de la Charité, et atteint d'une insuffisance aortique dont le dia-
«gnostic ne présentait aucune incertitude. Cet homme, qui parais-
«sait bien portant, et dont je signalais à l'attention des élèves l'af-
«fection grave et compromettante pour sa vie, se lève un jour pour
«uriner, immédiatement après ma visite : tout à coup il tombe et
«succombe instantanément. A l'autopsie, nous constatâmes une in-
«suffisance de l'aorte avec dilatation du ventricule gauche. — 2ᵉ *fait*.
«Un homme, ouvrier imprimeur, peu malade en apparence, se cou-
«che le soir bien portant; il est trouvé mort au milieu de la nuit
«dans son lit, sans que les deux malades ses voisins aient entendu
«ni cri, ni plainte, ni suffocation. L'autopsie nous démontra une
«insuffisance aortique, avec dilatation et hypertrophie du ventricule
«gauche, qui était plein de sang. Dans ces cas et dans tous ceux qui
«leur sont analogues, ajoute M. Briquet, la mort survient par suite
«d'une syncope brusque, soit que le cœur épaissi soit incapable de
«lutter davantage contre l'obstacle matériel, soit qu'un mouvement
«subit du malade, en déterminant un changement dans sa position,
«fasse cesser ses fonctions. M. Briquet appela l'attention de la So-
«ciété sur cette cause fréquente de mort subite, dont l'influence
«n'est peut-être pas assez connue ; c'est ainsi que M. Bouillaud n'en
«parle pas dans son *Traité des maladies du cœur*. M. Gendrin, au
«contraire, l'a parfaitement signalée à l'attention des praticiens. —
«M. Cazeaux, président de la Société, s'explique difficilement la
«mort subite par la théorie que vient d'indiquer M. Briquet : c'est,
«sous une autre forme, la constatation du fait en lui-même, et non son
«explication. — L'explication que j'ai donnée, réplique M. Briquet,
«me paraît fondée, car le cœur cesse de battre lorsqu'un dérange-
«ment est apporté à l'exercice régulier de ses fonctions. Ainsi les
«injections dans la jugulaire, pratiquées soit avec de l'eau de Sed-
«litz, soit avec de l'amidon, font arrêter l'oreillette et le cœur instan-
«tanément. Lorsque j'ai employé cette dernière substance, je n'ai
«point rencontré, comme on pourrait le croire, la respiration pul-

«monaire embarrassée. Les poumons des chiens ne contenaient pas
« de traces d'amidon. » (*Gaz. hebd.*, t. III, p. 517.)

Nous avons reproduit presque complétement la communication
de M. Briquet, pour montrer toute l'importance que nous attachons
à l'opinion de ce clinicien, dont les écrits sont marqués au coin de la
plus rigoureuse observation.

VII.

Il nous reste à parler des travaux d'un de nos maîtres, M. le
Dr Aran. Ce savant médecin, qui a fait une étude approfondie des
maladies du cœur, signala le fait de la mort subite dans l'insuffisance
des valvules de l'aorte, à la fin d'un excellent mémoire qu'il publia
en 1842 (*Archives gén. de méd.*, 3e série, t. XV). Plus tard, dans le
même recueil (4e série, t. XIX), il parla de nouveau, mais plus longuement, de ce mode de terminaison funeste, et il insista sur sa fréquence avec une précision qu'on ne trouve dans aucun des auteurs
que nous avons cités jusqu'ici, car il l'établit d'une manière définitive avec des chiffres, et en donnant une statistique qui embrassait
un nombre très-considérable de faits. Nous reproduirons plus loin
ce relevé, d'où il résulte que, de toutes les causes de mort subite,
les plus fréquentes sont celles qui dépendent des maladies des valvules, et principalement des valvules aortiques ; viennent ensuite,
par ordre de fréquence, les anévrysmes de l'aorte et les maladies
de la substance musculaire du cœur. Malheureusement le mémoire
dont nous parlons ne fut pas achevé ; il s'arrête au moment où l'auteur allait aborder, dans tous ses détails, l'étude de cette cause de
mortalité. Dans sa remarquable thèse d'agrégation, sur les morts
subites, M. Aran consacra plusieurs paragraphes au sujet qui nous
occupe ; mais il avait à fournir une trop longue carrière pour le
traiter avec les développements nécessaires. Certes les matériaux
ne lui manquaient pas : avec cette ardeur infatigable qu'il apporte

dans toutes ses recherches, notre excellent maître avait recueilli de
très-nombreux documents dans les publications françaises et étrangères. Il a bien voulu nous donner quelques indications bibliogra-
phiques qui ont rendu notre tâche plus facile et lui ont enlevé ce
qu'elle pouvait avoir de fastidieux. Quoique nous n'ayons pas attendu ce jour pour remercier M. Aran de son obligeance, nous nous
faisons un devoir de lui exprimer ici toute notre reconnaissance.

DEUXIÈME PARTIE.

CONSIDÉRATIONS GÉNÉRALES SUR LA MORT DANS LES MALADIES DU COEUR.

VIII.

La mort qui survient dans le cours des maladies du cœur, envisagée au point de vue de la succession des phénomènes morbides qui la préparent, et de l'action des causes accidentelles qui la déterminent, peut être divisée en lente, rapide, et subite. — On dit que la mort est lente, quand elle est précédée par une série de lésions organiques et de troubles fonctionnels dont l'enchaînement a pour effet immédiat de modifier, d'affaiblir, d'anéantir enfin les fonctions d'un ou de plusieurs des organes et appareils indispensables à la vie. Dans cette variété de mort, la force vitale qui excite, coordonne et gouverne tous les actes organiques, lutte avec des alternatives de succès ou d'insuccès, de faiblesse ou d'énergie ; mais elle est peu à peu subjuguée, elle tombe dans le collapsus, et au bout d'un temps plus ou moins long, l'organisme est forcé de descendre progressivement les nombreux degrés d'une détérioration morbide dont la période ultime est l'agonie, et le terme fatal l'extinction définitive de tous les phénomènes qui caractérisent la vie.

On peut dire que la mort est rapide lorsque dans un intervalle de temps très-court, elle est produite par la marche accélérée de tous les phénomènes ou de quelques-uns des phénomènes de la maladie, par l'aggravation insolite d'un trouble fonctionnel, ou par l'invasion prévue ou non prévue d'un accident épiphénoménique qui s'ajoute aux symptômes primitifs pour précipiter la maladie vers une terminaison promptement funeste.

Il résulte de cette définition que la mort rapide ne diffère pas essentiellement de la mort lente. Dans ces deux variétés, il y a lutte de l'organisme contre les effets délétères de la maladie, lutte plus ou moins longue, qui se traduit aux yeux du médecin par un ensemble de manifestations morbides dont il peut calculer la marche et mesurer la gravité.

La réaction de la force vitale est l'expression abstraite de cette lutte. Si la force vitale triomphe, la mort ne se produit pas ; si elle est impuissante à rétablir l'équilibre organique, la vie est menacée d'une extinction prochaine. Plus la réaction est longue, plus la mort est lente ; plus la réaction est courte, plus rapide est la mort.

Si l'on nous objecte que la force vitale dont nous parlons, principe et régulateur de tous les actes de l'organisme, est hypothétique ; qu'on ne l'a jamais ni vue, ni palpée, ni auscultée, ni percutée, nous répondrons que son existence est démontrée par la raison. Or, pour nous, les notions premières qui viennent de cette source ont la même certitude que les perceptions qui nous sont fournies par les sens. Si l'on n'admettait pas cette force primordiale et centrale, il serait impossible de comprendre l'harmonie d'où résulte la santé, le désordre qui est inséparable de toute maladie.

IX.

« Sous le nom de *mort subite,* dit Morgagni, j'entends ici celle qui, « soit qu'elle ait été prévue ou non, emporte très-promptement le « sujet contre son attente, ou contre celle des autres personnes dans « ce temps-là. »

« Subitanea seu repentina mors, dit Lancisi, si quidem appellari « solet quæ per morbum celerrimi motus, homines ut plurimum

« sanos, vel morbis inducias promittentibus detentos, absque ullo
« vel certi breviori agone de viventium numero tollit. »

Après ces deux grands maîtres, il serait téméraire de hasarder
une définition ; mais qu'il nous soit permis de dire que ce qui caractérise essentiellement pour nous la mort subite, que ce qui établit
entre elle et les morts lente et rapide une différence capitale, c'est
l'absence ou, pour parler plus exactement, l'impossibilité absolue
de toute réaction de l'organisme contre la force qui anéantit la vie.
Il n'y a pas agonie dans cette variété de mort, parce qu'il n'y a pas
lutte de la force vitale. Et comment y aurait-il lutte ? La mort subite
résulte de la paralysie instantanée d'un ou de plusieurs organes sans
lesquels la vie ne se peut continuer. Or ces organes sont les instruments dont se sert la force vitale pour résister aux causes de mort
qui nous assiégent de toutes parts. Quand leur activité est soudainement et définitivement abolie, le malade passe de la vie à la mort,
dans un instant si court qu'on ne le peut apprécier. Aussi la mort
subite réalise-t-elle complétement la grande allégorie mythologique
de l'antiquité sur la mort : ne dirait-on pas, dans ces cas, qu'une
Parque cruelle, qu'un Destin inéluctable tranche tout à coup le fil
de l'existence ?

Il est deux organes dans l'économie auxquels tous les autres sont
subordonnés : ceux qui nous mettent en relation avec le monde
extérieur et ceux qui président aux fonctions élémentaires de l'assimilation. Ces deux organes sont le cœur et le bulbe rachidien. Dans
le bulbe rachidien, au niveau du V de la substance grise, existe un
petit foyer encéphalique, foyer essentiellement vital ; car il est le
siége du principe qui met en jeu tous les mouvements respiratoires.
Si l'instrument de l'expérimentateur ou une lésion pathologique
quelconque détruisent ou désorganisent brusquement cette petite
masse de matière nerveuse, l'homme ou l'animal tout à coup sont
frappés de mort. Il est extrêmement rare d'observer la mort subite,
en prenant, comme nous le faisons ici, le mot dans son acception
rigoureuse, lorsqu'il existe une lésion des centres nerveux qui res-

pecte le bulbe rachidien. Il s'écoule presque toujours un intervalle de temps plus ou moins considérable entre l'invasion des accidents et la terminaison fatale, dans les cas d'hémorrhagie soit des corps striés, soit des couches optiques, soit même de la protubérance annulaire. Si la mort est subite dans certaines hémorrhagies cérébelleuses, c'est qu'il y a compression du bulbe. Le voisinage du nœud vital constitue le danger immédiat des apoplexies du cervelet, surtout des apoplexies de son lobe médian. Dans les maladies du renflement cervical de la moelle épinière, qui ont une marche ascendante, le patient passe par toutes les angoisses de l'asphyxie; la mort est alors plus ou moins rapide; elle n'est subite que lorsque le nœud vital est désorganisé; alors cessent brusquement toutes les fonctions de l'hématose. Dans les maladies du poumon, les fonctions respiratoires ne sont abolies que graduellement; la mort est toujours lente ou rapide; elle ne pourrait se produire presque subitement que dans les cas de congestions générales et instantanées, ou de pneumo-hémorrhagies extrêmement étendues : ces faits sont très-rares. Lorsque Bichat, dans ses immortelles recherches sur la mort, disait : « Toute espèce de mort subite commence par l'interruption « de la circulation, de la respiration ou de l'action du cerveau, » il parlait de la mort subite plutôt en physiologiste expérimentateur qu'en médecin. Les lésions du bulbe, mais surtout les maladies du cœur, voilà les deux grandes, nous dirions presque les seules causes de la mort véritablement subite. Beaucoup de lésions pathologiques, de troubles dynamiques, de perturbations nerveuses, peuvent amener la brusque suppression des mouvements du cœur. Quand ce viscère cesse complétement de battre pendant quelques minutes, tout acte organique s'arrête; quelques convulsions partielles, quelques inspirations saccadées ou profondes, attestent encore un vestige de vie. Mais, dans ces phénomènes ultimes, quand ils existent, ne voyez point une résistance organisée de la force vitale contre la mort: ces tressaillements musculaires désordonnés, ces spasmes respiratoires, n'agitent déjà plus qu'un cadavre.

X.

Quand il s'agit d'apprécier d'une manière générale les causes de la mort chez les sujets affectés de maladies du cœur, il est indispensable, si l'on veut embrasser le problème dans toute son étendue, et juger la question à un point de vue tout à la fois philosophique et médical, d'examiner en premier lieu quel est le rôle que jouent certaines diathèses dans la production des phénomènes secondaires de ces maladies qui, au bout d'un temps plus ou moins long, jettent l'organisme dans un état cachectique spécial, qu'on est convenu d'appeler *cachexie cardiaque*. On sait que cette cachexie entraîne une modification profonde dans la crase des humeurs, et que ses deux phénomènes principaux consistent en une asthénie circulatoire de tous les viscères splanchniques, d'où résultent les congestions passives de ces organes, et en une exhalation anormale de sérosité au sein du tissu cellulaire et dans la cavité des membranes séreuses. La manifestation de ces troubles généraux se produit quelquefois à une époque si rapprochée du début des accidents locaux du côté du cœur, qu'on doit se demander si la maladie, envisagée dans son ensemble, est primitivement locale ou primitivement générale. Où a-t-elle commencé? est-ce dans le cœur seulement? est-ce de là que part l'impulsion morbide qui entraînera bientôt tout l'organisme dans son évolution? ou bien est-ce dans toutes les parties du système circulatoire qu'il en faut chercher l'origine? ou bien encore tout l'appareil circulatoire est-il malade en même temps, et le cœur ne l'est-il à un plus haut degré que parce qu'il résume pour ainsi dire, en son activité centrale, toutes les forces qui mettent en mouvement le fluide nourricier dans la trame de nos tissus? Ce sont là de grandes questions de pathologie générale, auxquelles il est bien difficile de répondre. Pour traiter convenablement un pareil sujet, il faudrait, d'abord un talent qui nous manque, et puis de longs développements que ne comportent pas les limites de notre travail. Nous nous bornerons aux réflexions suivantes.

XI.

C'est un fait acquis aujourd'hui à la science, constaté tous les jours par l'observation, et mis hors de doute par les belles recherches de M. Bouillaud, qu'à l'origine de presque toutes les maladies du cœur, on trouve comme cause première une diathèse. Que cet état morbide général, qui concentre son activité sur les organes chargés d'accomplir la grande fonction circulatoire, se rattache à un principe franchement inflammatoire, à un principe rhumatismal, ou à un principe goutteux, peu importe ; mais ce qu'il est essentiel de ne pas oublier, c'est que le propre de toute diathèse est de faire vivre d'une vie spécialement morbide toute molécule organique, et d'exercer par conséquent sur toute l'économie une influence profondément débilitante. Or, si toutes les diathèses affaiblissent la force de l'organisme en modifiant l'acte physiologique de la nutrition élémentaire, les diathèses qui produisent les maladies du cœur n'y arriveront-elles pas bien plus sûrement en attaquant l'appareil qui conduit dans toutes les parties du corps le liquide où l'assimilation puise les matériaux dont elle nourrit nos tissus ? N'est-ce pas là une première cause de détérioration morbide générale dont il faut tenir grand compte ?

Ce n'est pas tout : le travail pathologique spécial à chaque diathèse, d'où résulte sa physionomie caractéristique, désorganise le tissu du cœur, et dès lors commencent à se dérouler ces séries de phénomènes secondaires qu'on nous semble avoir trop exclusivement rattachés à un enrayement de la circulation du sang dans les cavités cardiaques. Quelques pathologistes ont même été plus loin dans cette voie de localisation ; ils n'ont assigné pour cause à cet enrayement de la circulation que des obstacles matériels siégeant aux orifices. Les lésions des orifices, rétrécissements ou insuffisances, ne traduisent qu'une des faces du travail pathologique dont le cœur est le théâtre ; ils n'offrent qu'un danger relatif, et cela est si vrai, qu'on voit des individus qui, avec les signes physiques d'une maladie du cœur en apparence très-grave, vivent fort longtemps, et sans présenter ces troubles généraux dont l'invasion paraît imminente par la certitude où l'on est d'un obstacle à la circulation intra-cardiaque.

La doctrine des maladies du cœur, qui n'a pour base que la considération des obstacles matériels au cours du sang, ne résout point toutes les difficultés, ne lève point tous les doutes ; si elle est séduisante, c'est qu'elle simplifie les phénomènes en subordonnant leur manifestation à une cause mécanique que l'esprit apprécie beaucoup mieux qu'une cause vitale ou diathésique. Mais la nature est essentiellement complexe dans ses opérations : le phénomène pathologique le plus simple au premier aspect implique l'altération persistante ou fugace de tant d'éléments, l'affaiblissement ou l'exaltation de tant de propriétés organiques, qu'on court grand risque de ne voir qu'un côté de la vérité, et de laisser les autres dans l'ombre, si l'on fonde une théorie uniquement sur un seul ordre de phéno-mènes.

XII.

La grande cause de mort pour le cœur, c'est la désorganisation de son tissu propre, de sa fibre musculaire ; et, ajoutons aussi, la faiblesse de son innervation, qui en est souvent la conséquence. Tant que le travail morbide respecte la fibre musculaire et n'altère pas l'innervation, y eût-il obstacle au cours du sang, l'équilibre circulatoire n'est pas troublé ou l'est médiocrement. La maladie du tissu propre du cœur, quelle que soit sa nature, aboutit médiatement ou immédiatement à une dégénérescence où l'élément actif disparaît, pour faire place à un élément inerte et glouton, dont toute l'énergie consiste à assimiler à son profit, et au détriment de l'organe qu'il envahit, une énorme quantité de matière nutritive. L'élément parasite dont nous parlons est constitué tantôt par les cellules plasmatiques du sarcolemme et du tissu cellulaire interstitiel, qui se changent en cellules fusiformes très-allongées, et produisent un tissu connectif de nouvelle formation, dont les propriétés rétractiles atrophient par compression la fibre musculaire; tantôt par des granulations protéiques et des globules graisseux qui s'accumulent dans l'intérieur du sarcolemme, où ils dévorent la fibre musculaire.

De là deux espèces de dégénérescences : l'une fibreuse, l'autre graisseuse. La première est moins fréquente que la seconde, ce qui s'explique aisément par la rareté du tissu connectif, qui n'entre que pour une très-faible part dans la structure normale du cœur. La dégénérescence graisseuse est au contraire extrêmement commune, si commune qu'on peut affirmer que tout cœur malade la présente à un degré plus ou moins prononcé. Elle n'est, dans quelques cas, que l'exagération d'une structure particulière à la fibre musculaire du cœur, qui s'offre sous un aspect granulé produit par la présence de granulations protéiques normales. Ces deux dégénérescences procèdent presque toujours de l'inflammation, soit qu'elle ait attaqué d'emblée le tissu propre du cœur, soit qu'elle ne l'ait envahi que secondairement, comme on le voit dans les péricardites et dans les endocardites valvulaires chroniques. Mais la dégénérescence graisseuse est quelquefois aussi idiopathique, c'està-dire qu'elle se produit sans l'intermédiaire d'une phlegmasie ou de tout autre travail morbide antérieur. Elle constitue alors une maladie extrêmement curieuse et encore peu connue, qui paraît avoir des racines dans toutes les parties de l'appareil circulatoire, et qui n'est que la manifestation d'un état morbide général, d'une véritable diathèse qu'on n'a pas jusqu'ici désignée d'un nom particulier.

Si nous avons insisté un peu longuement sur ces transformations graduelles du tissu musculaire du cœur, c'est qu'elles sont appelées à occuper une grande place dans la pathogénie des maladies de cet organe. Elles entraînent des lésions dynamiques d'où résultent tous les accidents imprévus et brusques qui produisent les morts subites par syncope cardiaque ; elles s'ajoutent aussi aux altérations des orifices et aux troubles généraux de la diathèse qui leur a donné naissance, pour jeter l'organisme dans cette cachexie séreuse où les congestions, les inflammations de mauvaise nature, les hydropisies, les gangrènes, etc., se combinent pour affaiblir et détruire l'activité des principaux organes de l'économie.

XIII.

Les phénomènes morbides qui éclosent à chaque instant dans le cours des maladies du cœur, sous l'influence de causes multiples et d'autant plus complexes que leur apparition se manifeste à une époque plus rapprochée des phases ultimes, présentent dans leur caractère, dans leur nature et dans leur évolution, des variétés qui permettent de diviser en trois grandes périodes la marche générale de ces maladies.

Dans la première période, qu'on pourrait appeler période diathésique, les symptômes reproduisent tous les traits de l'état morbide général dont ils sont l'effet immédiat ; et ils les reproduisent avec une exactitude d'autant plus grande qu'à ce moment l'économie est vierge de toute altération morbide, quoiqu'elle porte en elle une prédisposition qui n'attendait qu'un concours de circonstances favorables pour donner des signes de son activité jusqu'alors latente. Or, comme au début des accidents l'état morbide dont nous parlons est presque toujours une diathèse rhumatismale, et comme le propre de cette diathèse est de déterminer une hyperesthénie vasculaire d'où résultent des inflammations spéciales, il s'ensuit que les symptômes, dans cette période de la maladie du cœur, revêtent tous plus ou moins un caractère phlegmasique. Mais ce n'est point communément une phlegmasie franche qu'on observe dans les cas dont il s'agit ; c'est une phlegmasie bâtarde, composée de deux éléments qui se combinent en des proportions variables, dont la dose est réglée soit par le milieu dans lequel vit l'individu, soit par sa constitution primitive, soit par son tempérament congénital ou acquis. Ces deux éléments sont l'inflammation proprement dite et l'hydropisie. Leur réunion constitue l'hydrophlegmasie. L'hydrophlegmasie, voilà le grand phénomène morbide de la première période des maladies du cœur. C'est de l'hydrophlegmasie que procèdent tous les troubles fonctionnels, toutes les altérations organiques ; on la trouve partout, surtout dans les organes pourvus de membranes séreuses, dans les articulations, dans les plèvres, dans le péricarde, dans l'endocarde, dans les vaisseaux, et même dans les enveloppes de l'encéphale.

Lorsque l'action de la diathèse rhumatismale se concentre sur la séreuse du cœur et sur la tunique interne des vaisseaux, il se produit des lésions de l'appareil circulatoire, dont l'étendue, la profondeur et la gravité, sont en raison directe de l'intensité de l'acte morbide inflammatoire et de l'aptitude du sujet à s'imprégner de la cause morbide et à en perpétuer les effets. C'est à l'ensemble de ces conditions plus ou moins favorables qu'il faut rapporter les altérations valvulaires dont la nature est presque toujours primitivement phlegmasique. Plus tard ces altérations valvulaires pourront se modifier et devenir le siége de transformations de structure et de dépôts de tissus nouveaux ; mais qu'on n'oublie pas qu'en remontant l'échelle des causes pathogéniques on trouve presque toujours une origine inflammatoire.

Les inflammations du péricarde et de l'endocarde, d'où résultent les hydropéricardites, les adhérences du péricarde au cœur, les endocardites valvulaires, etc., sont sans aucun doute des lésions extrêmement graves, et qui peuvent entraîner rapidement une terminaison fatale soit par la violence de la fièvre de réaction, soit par l'obstacle qu'elles apportent à la circulation, soit aussi parce qu'elles favorisent le développement d'accidents épiphénoméniques qui accroissent le désordre général. Tout le danger cependant ne réside pas dans le trouble immédiat qui en est la conséquence. Que ce tumulte de phénomènes qui attire forcément l'attention n'empêche pas de voir ce qui se passe dans les parois du cœur : des enveloppes, le processus morbide inflammatoire passe au muscle ; sans bruit et sans qu'on s'en doute, après la séreuse il envahit la fibre musculaire. Dès lors tout est malade dans ce viscère, et la fibre musculaire, et les vaisseaux, et les nerfs, et les séreuses. On peut dire, si la résolution ne se fait pas, qu'à partir de ce moment il porte en lui un germe de mort ; il aura beau s'hypertrophier ultérieurement, l'hypertrophie chez lui n'est qu'un simulacre de force ; elle amène à sa suite la dilatation des cavités, symptôme d'inertie, et la dégénérescence graisseuse, dernier degré d'une désorganisation irréparable.

XIV.

Ces altérations de toutes les parties constituantes du cœur, que les anciens désignaient sous la dénomination générale de *carditis*, sont toujours accompagnées d'une lésion dynamique profonde, d'une diminution brusque ou graduelle de l'énergie contractile de l'organe. Elles servent de transition entre la première et la seconde période des maladies du cœur ; elles préparent cette seconde période en modifiant peu à peu toutes les grandes fonctions organiques qui ne peuvent s'exécuter normalement qu'autant que l'équilibre circulatoire n'est troublé ni dans son centre ni dans sa périphérie ; elles font naître des phénomènes nouveaux, elles changent le caractère de ceux qui existaient déjà, enfin elles impriment à tous les actes de l'organisme malade une physionomie spéciale d'où résulte cet ensemble de symptômes généraux qu'on observe dans les affections chroniques du cœur.

Pendant la période diathésique, nous avons vu dominer les hydrophlegmasies, qui occupaient à elles seules la scène pathologique.

Pendant cette seconde période, un des deux éléments de l'hydro phlegmasie, l'élément inflammatoire, tend à diminuer, puis à s'éteindre ; l'autre au contraire, l'élément hydropique, acquiert une prédominance marquée qui s'exagère d'autant plus que la maladie s'éloigne davantage du début des accidents morbides. Dans cette période, on ne peut pas nier que la diathèse ne se manifeste encore à des intervalles plus ou moins longs par les symptômes d'hypersthénie vasculaire et par une production anormale de produits plastiques ou fibrineux ; mais peu à peu cette influence de l'état primitif s'atténue ; on dirait que l'organisme, débilité par la langueur de toutes les fonctions, et surtout par l'imperfection croissante de l'hématose et le rétrécissement graduel de la circulation capillaire, devient incapable de concevoir une de ces inflammations énergiques et franches qui se traduisent par des troubles réactionnels généraux.

L'asthénie de tout le système vasculaire à son centre et à sa périphérie est un des traits les plus caractéristiques de cette seconde période des maladies du cœur ; et comme elle a pour effet d'enrayer la circulation du sang dans les cavités cardiaques, dans les capillaires du poumon et dans les capillaires de tous les organes, elle donne naissance à des congestions, à des hémorrhagies qui ne sont pas tout à fait passives, car l'organisme conserve encore quelque chose de l'impression morbide primitive essentiellement phlegmasique, mais qui tendent à le devenir à mesure que les progrès incessants de la maladie ou ses attaques réitérées débilitent de plus en plus l'économie.

Si l'asthénie vasculaire générale produit des congestions, elle favorise le développement des hydropisies. La sérosité des épanchements, chargée de fibrine dans la première période, parce qu'elle procédait d'un travail inflammatoire, perd au bout d'un certain temps son caractère de plasticité ; de plus elle tend à se généraliser, et ce n'est plus seulement dans les cavités séreuses qu'on la retrouve, mais dans toute trame organique pourvue de tissu cellulaire.

Ainsi, d'après notre manière de voir qui diffère des opinions généralement admises, les congestions et les hémorrhagies d'une part, les hydropisies de l'autre, ne sont pas purement passives ou mécaniques dans cette période des maladies du cœur ; elles ne résultent pas uniquement d'un obstacle à la circulation du sang dans les cavités du cœur. Ce ne sont souvent que des hydrophlegmasies avortées, dont l'élément hydropique et l'élément inflammatoire ont été plus ou moins modifiés par les conditions pathologiques nouvelles qu'impose à l'organisme la faiblesse progressive de l'organe central de la circulation.

XV.

Emporté par un mouvement pathologique qui est continu, quoique ses symptômes n'éclatent souvent qu'à de longs intervalles sous forme de paroxysmes, le malade arrive à la troisième période des maladies du cœur. Il y arrive après des vicissitudes variées, des péripéties inattendues, des alternatives d'exacerbation ou de diminution des accidents, et surtout avec une somme de résistance vitale qu'il serait très-important d'apprécier, car elle explique comment une lutte dont l'issue fatale ne saurait être douteuse peut être encore prolongée très-longtemps. Cette lutte est palpitante d'un véritable intérêt dramatique ; on l'observe à son plus haut degré dans la dernière période de la maladie du cœur qu'on peut appeler période cachectique. Le phénomène qui domine en effet dans cette phase ultime de la maladie, c'est l'altération profonde des fonctions assimilatrices, l'absence complète de réaction organique salutaire, et la tendance de toutes les manifestations morbides à prendre le caractère de la colliquation. Les congestions se multiplient, les viscères splanchniques, obstrués par un sang vicié, deviennent le siége d'engorgements chroniques, dont aucune ressource de l'art ne peut ameuer la résolution ; les sécrétions se suppriment ou s'altèrent ; les liquides excrémentitiels ne sont plus évacués ; les fonctions digestives tombent dans une atonie qui accroît le désordre général ; une sérosité chargée d'albumine pleut incessamment dans la cavité des séreuses, imbibe tous les tissus, noie tous les organes ; on a beau l'évacuer, elle se reproduit ; l'économie est submergée par une inondation incessante dont rien ne peut tarir la source.

Mais ce qui prouve mieux encore, que tout ce que nous venons de dire, l'altération radicale des humeurs et des solides, c'est la mauvaise nature des inflammations traumatiques ou spontanées, la facilité avec laquelle, surtout aux parties éloignées du centre, elles deviennent le siége de gangrènes. Cette mort partielle des tissus qui se détachent lambeau par lambeau n'est-elle pas l'indice d'une dissolution générale qui ne peut laisser au médecin aucun espoir de salut ? Eh bien ! chez quelques individus la résistance vitale est si énergique, qu'à ce moment suprême, au milieu de cet anéantissement général, précurseur d'une fin prochaine, elle arrache pour ainsi dire l'organisme à la mort. Qui n'a pas assisté à ces résurrections presque miraculeuses ? Mais qui n'a pas songé en même temps à la terrible épigraphe de Corvisart : *Hœret lateri lethalis arundo ?*

Ainsi la maladie du cœur commence par la diathèse, et, comme toute diathèse, elle aboutit à la cachexie, en passant par les innombrables séries d'accidents morbides qui se rattachent à l'asthénie de la circulation dans son centre et dans sa périphérie.

Les idées que nous venons d'exposer, et qui sont le fruit de nos méditations sur les maladies du cœur, pour acquérir quelque valeur, demanderaient des développements que ne comporte pas le cadre de notre travail. Que le lecteur veuille bien n'y voir qu'un aperçu synthétique, qu'une espèce d'introduction à l'étude de la mort dans ces maladies.

XVI.

On commettrait une grave erreur, si on croyait que tous les individus atteints d'une maladie du cœur périssent par le cœur. Il existe une grande classe d'affections cardiaques dont l'effet primitif est de produire dans la circulation générale, et principalement dans la circulation pulmonaire, un ensemble de lésions qui, par leur étendue, leur intensité, leur nombre, leur nature, leur brusque invasion ou leur développement successif, menacent la vie d'une destruction plus prochaine que la maladie du cœur qui leur a donné naissance. Or, si les malades ne meurent pas directement par le cœur, ils ne succombent en général que par mort lente ou rapide, mais presque jamais par mort subite. Pour s'en convaincre, il suffit d'observer comment s'enchaînent les accidents morbides qui déterminent la mort dans une des maladies du cœur les plus communes, où les lésions de l'orifice mitral constituent l'altération organique la plus fréquente, la plus remarquée, mais non la seule.

Qu'arrive-t-il? A un moment donné, la systole ventriculaire devient si faible, qu'à peine peut-elle pousser jusqu'à la radiale une ondée perceptible au doigt explorateur ; non-seulement le pouls est insensible, mais encore irrégulier, intermittent, en un mot, misérable ; la respiration ne se fait plus, l'hématose est incomplète, l'asphyxie imminente. Le patient étouffe ; les veines du cou se gonflent, les yeux s'injectent, la face se cyanose, la physionomie exprime l'angoisse la plus profonde ; les poumons, gorgés de sang, infiltrés de sérosité, comprimés par des épanchements pleuraux, ne se dilatent plus ; à peine aspirent-ils assez d'air pour vivifier un peu le sang, qui se traîne lentement dans les capillaires des cellules aériennes. En vain les muscles inspirateurs luttent : le diaphragme, refoulé par les intestins et par le liquide ascitique, ne s'abaisse qu'imparfaitement ; les muscles des parois splanchniques se con-

tractent encore avec énergie pour soulever la cage thoracique : efforts
stériles et qui les épuisent ! Peu à peu les centres nerveux, comprimés par le liquide céphalo-rachidien exhalé en quantité insolite, ou
par le sang qui s'accumule dans les sinus et dans les veines céré-
brales et rachidiennes, médiocrement excités d'ailleurs par un sang
peu hématosé, tombent dans la torpeur et n'envoient plus aux puissances inspiratrices l'influx nerveux nécessaire à leur contraction, etc.

Ainsi tout conspire contre la vie; et, dans ces terribles accès de
dyspnée qui surviennent à une époque avancée des maladies du
cœur, la mort subite ou par syncope cardiaque arriverait qu'elle
n'étonnerait personne. Cependant le cœur ne s'arrête pas, et, la crise
passée, le malade vit encore, d'une vie morbide, il est vrai, et toujours dans l'imminence d'une mort prochaine.

Dans cette variété de maladies du cœur, malheureusement trop
fréquente, la terminaison funeste est préparée depuis longtemps par
une série d'accidents secondaires qui aggravent la lésion primitive;
c'est la réaction de l'effet sur la cause, la multiplication indéfinie
des phénomènes morbides les uns par les autres; cercle fatal dans
lequel tourne l'organisme, jusqu'à ce que le collapsus progressif des
organes les plus nécessaires à la vie, ou l'invasion brusque d'une
nouvelle lésion, comme rupture du cœur ou des vaisseaux, hémorrhagie des poumons, du cerveau ou du cœur, etc., viennent lentement ou tout à coup mettre un terme à une existence menacée de
toutes parts. Donc les causes de mort abondent : abaissement graduel de toutes les fonctions organiques, asphyxie lente, troubles de
paralysie nerveuse, insuffisance de la circulation dans son centre
et dans sa périphérie pulmonaire ou capillaire générale, etc. Ajoutez
à ces causes de détérioration générale les altérations du sang, qui
résultent non-seulement de l'imperfection croissante de l'hématose,
mais encore des congestions secondaires du foie, des troubles di-
gestifs, des hyperémies rénales, de la sécrétion anormale de l'urée,
suivie quelquefois d'accidents urémiques, et des albuminuries sym-

ptomatiques qui enlèvent tous les jours au liquide nourricier une quantité plus ou moins considérable d'un de ses éléments les plus importants. Dans ces cas, la mort arrive lentement ou rapidement; mais presque jamais elle n'est subite, car, qu'on ne l'oublie pas, elle est toujours précédée par une longue période d'agonie.

XVII.

Toutes les maladies du cœur, quels que soient le siége et la nature de la lésion organique qui les caractérise et leur impose son nom, tendent plus ou moins vers le même dénouement; par conséquent elles offrent, quand elles arrivent à leur phase ultime, les modes de terminaison funeste que nous venons d'indiquer.

Mais elles peuvent être arrêtées dans leur développement, et contrariées dans leur marche, par l'invasion inattendue d'accidents très-graves. Ces accidents, que préparait depuis longtemps un travail morbide mystérieux dont on ne soupçonnait pas l'existence, éclatent soudainement sous l'influence des causes occasionnelles diverses, et par le concours de circonstances pathologiques nouvelles.

C'est là, comme nous le verrons plus loin, la cause la plus commune de la mort subite dans les maladies du cœur.

Nous n'avons point l'intention d'entrer dans une analyse détaillée du mécanisme de la mort à toutes les périodes de ces maladies; c'est un travail qui nous entraînerait trop loin. Ainsi nous ne traiterons pas ici la question fort intéressante des embolies artérielles ou veineuses. Nous ne parlerons ni de la mort par anévrysme de l'aorte, ni de la mort par phlébartérite et par embolie de l'artère pulmonaire, etc. Nous laisserons de côté les maladies des annexes du cœur et des gros vaisseaux, pour ne nous occuper que de l'organe lui-même; et encore ne passerons-nous point en revue toutes les affections si variées dont il peut être le siége. Ce serait descendre des généralités dans les détails, ce que nous ne voulons pas faire ici.

Nous terminerons ces considérations générales par une esquisse rapide de la mort dans les dégénérescences graisseuses idiopathiques et dans l'insuffisance des valvules aortiques. Ces deux affections, qu'on trouve souvent réunies, sont la cause la plus fréquente de la mort subite par maladie du cœur.

XVIII.

La dégénérescence graisseuse (il est bien entendu que nous ne parlons pas de la surcharge graisseuse) du cœur est très-peu connue ; elle a été surtout bien étudiée, dans ces derniers temps, par MM. Paget et Stokes. Elle se montre à un degré plus ou moins prononcé dans toutes les lésions valvulaires chroniques, mais principalement dans les altérations athéromateuses de l'origine de l'aorte et de ses valvules sigmoïdes, et dans les maladies des artères coronaires. On la trouve également et sur des cœurs atrophiés et sur des cœurs hypertrophiés, avec ou sans dilatation, mais plus souvent avec dilatation. Lorsque la fibre musculaire commence à être envahie par les globules graisseux qui s'accumulent dans le sarcolemme, il est difficile d'apprécier à l'œil nu cette nouvelle condition organo-pathologique du tissu propre du cœur ; ce n'est que par l'examen microscopique qu'on peut s'assurer de son état d'intégrité ou de dégénérescence.

Quoique souvent associée à la goutte, la dégénérescence graisseuse peut se montrer indépendante de cette diathèse ; mais presque toujours, lorsqu'elle est idiopathique, c'est-à-dire lorsqu'elle n'est pas la conséquence d'une ancienne lésion organique du cœur, elle se rattache à un état morbide général. Ce qui le prouve, c'est que, dans certains cas, on a trouvé dans le sang de la graisse à l'état libre. De plus, l'altération dont le centre de la circulation est le siége semble se reproduire avec les mêmes caractères à la périphérie du système circulatoire : les capillaires sont graduellement obstrués par des globules graisseux qui s'insinuent partout, et de préférence dans les tissus où on ne les trouve pas à l'état normal. Cette oblitération graduelle des capillaires explique la pâleur, la décoloration, la teinte feuille-morte de la peau et des muqueuses, surtout à la face, au pourtour du nez et aux lèvres. Les malades tombent dans une anémie profonde et en présentent les troubles fonctionnels : faiblesse générale, vertiges, impuissance, etc. Tous ces symptômes n'indiquent-ils pas que cette maladie du cœur est intimement liée à une diathèse particulière, dont la cachexie se traduit par les phénomènes qui appartiennent aux anémies. Quelquefois cependant on observe la cachexie séreuse comme dans les lésions de l'orifice mitral, et les malades meurent de la même manière que dans cette dernière affection.

Mais, si les malades atteints de dégénérescence graisseuse meurent lentement ou rapidement, il faut reconnaître que chez eux la mort est très-souvent subite. Ce mode de terminaison, dans cette maladie, est accompagné de quelques phénomènes du côté de la respiration, de la circulation ou de l'innervation, qui lui donnent une physionomie tout à fait caractéristique.

Écartons d'abord la mort par rupture et par hémorrhagie interstitielle du cœur. On sait que la désorganisation de son tissu et les lésions de ses vaisseaux propres en sont la cause prochaine la plus fréquente. Le mécanisme par lequel on explique l'instantanéité de la mort dans ces accidents qui participent beaucoup du traumatisme est tellement connu, qu'il est inutile de l'exposer ; il saute aux yeux ; il a été compris de la même façon par tous les pathologistes.

La détresse respiratoire qu'on observe dans la dégénérescence graisseuse idiopathique du cœur a été bien exposée par Stokes. Voici en quoi elle consiste : Elle se produit surtout pendant la nuit, et le malade n'en a pas conscience. L'amplitude des inspirations diminue peu à peu, puis elle devient si faible, qu'à peine peut-on constater le jeu des parois thoraciques ; enfin tout mouvement cesse, on dirait que la vie s'est éteinte. Cette apnée peut durer vingt, trente secondes, quelquefois plus. Aucune angoisse n'agite les traits du patient. La physionomie a la pâleur et l'immobilité de la face d'un cadavre dont les traits n'ont pas été crispés par les dernières douleurs de l'agonie. Si un pareil état se prolongeait quelques minutes, nul doute que la mort en serait la conséquence. Mais, de même que la respiration s'était graduellement éteinte pour arriver à l'apnée complète, de même elle part de l'apnée pour revenir, par une série d'amplitudes de plus en plus grandes, à son type normal qu'elle dépasse quelquefois par la force et par la profondeur des mouvements de l'inspiration. Il y a loin de là à l'atroce anxiété de l'angine de poitrine. Il semble que le besoin de respirer s'éteint et renaît, et que ses caprices règlent les phénomènes mécaniques de la respiration. Quoi qu'il en soit, la mort arrive par le fait d'une prolongation exagérée de cette période d'apnée, et nous pensons que personne ne lui contestera les caractères de la mort subite. Y a-t-il réaction ? y a-t-il lutte ? Non. Le malade meurt sans secousse, sans agonie, comme par paralysie définitive du principe respiratoire, dont le siége est au centre du bulbe rachidien.

Le pouls, dans cette curieuse maladie, présente, comme la respiration, les oscillations les plus bizarres. Ainsi il diminue peu à peu de fréquence, jusqu'à ne donner plus par minute que 40, 30 et même 26 pulsations ; puis il se relève et reprend son type normal ; il est généralement lent et faible. Mais il arrive quelquefois que le cœur précipite tout à coup ses systoles, comme s'il se réveillait en sursaut de sa torpeur habituelle. Ce moment de surexcitation passé, il ne tarde pas à retomber dans son atonie fonctionnelle.

Ces phénomènes si remarquables de la respiration et de la circulation sont-ils simultanés ou se développent-ils indépendamment l'un de l'autre ? Nous l'ignorons ; mais l'étroite sympathie nerveuse qui unit le cœur et les poumons nous porte à penser que dans la dégénérescence graisseuse, l'apnée et la syncope n'arrivent presque jamais isolément.

La mort subite par syncope est très-fréquente dans cette maladie ; elle est quelquefois annoncée par une remarquable sensation de défaillance qui s'irradie de la région du cœur dans toutes les parties du corps.

La dégénérescence graisseuse du cœur se complique aussi de phénomènes nerveux qui consistent en attaques d'apoplexie avec perte subite de connaissance et résolution générale. Ces pseudo-apoplexies, précédées d'accidents vertigineux plus ou moins répétés, sont rarement suivies de paralysies partielles. C'est ce qui nous porte à douter que leur siége soit dans le cerveau. On pourrait les attribuer à des congestions fugaces ; mais n'est-il pas plus rationnel de croire qu'elles résultent tout à la fois de l'état anémique des sujets et du collapsus dans lequel tombe si souvent l'organe central de la circulation ?

XIX.

Nous avons vu dans nos recherches historiques que les pathologistes étaient loin de s'entendre sur le pronostic général de l'insuffisance des valvules sigmoïdes de l'aorte. Cette divergence d'opinions n'existerait peut-être pas si l'on avait tenu compte de toutes les circonstances pathologiques de la maladie. Nous les passerons en revue dans la dernière partie de notre travail ; bornons-nous ici à dire quelques mots de sa terminaison.

Il n'est pas rare de rencontrer des individus qui jouissent d'une excellente santé, et chez lesquels on constate cependant, par l'auscultation du cœur, les signes pathognomoniques d'une insuffisance des valvules aortiques. A peine présentent-ils, à de longs intervalles et sous l'influence de causes accidentelles, quelques troubles fonctionnels, tels que dyspnée, palpitations, étourdissements, etc. Ces

phénomènes se dissipent rapidement si le malade s'astreint à me-
ner une vie régulière, exempte de fatigues corporelles et d'émotions
morales. Néanmoins, malgré l'apparente bénignité des symptômes,
le malade peut mourir subitement.

C'est un fait reconnu par la majorité des praticiens, que de toutes
les maladies du cœur, l'insuffisance aortique est celle qui détermine le moins fréquemment cet ensemble de phénomènes morbides qui constitue les symptômes généraux de ces affections. Nous
avons vérifié si souvent la justesse de cette remarque au lit du malade, que l'absence de tout phénomène secondaire, chez les sujets
qui présentent les troubles locaux d'une maladie du cœur, nous
induit à penser *a priori*, et avant toute exploration stéthoscopique,
qu'il existe une lésion de l'orifice aortique ou de la crosse de l'aorte.
« Le rétrécissement aortique et l'inocclusion des valvules sigmoïdes
« de l'aorte, dit M. Gendrin, paraissent au premier aperçu des con-
« ditions pathologiques éminemment propres à produire la congestion
« sanguine et l'hémorrhagie pulmonaire, puisqu'elles sont nécessai-
« rement suivies de la réplétion anormale du ventricule gauche. L'ex-
« périence clinique, tout en faisant reconnaître cette lésion aortique
« comme une des plus graves qui puissent se produire, ne justifie pas
« l'induction théorique. Dans la plupart des cas, cette lésion aortique
« coïncide avec une véritable hypertrophie de la valvule mitrale et
« surtout des colonnes charnues de cette valvule. La résistance et
« l'obstacle que cette valvule oppose au reflux du sang dans l'oreil-
« lette gauche sont ainsi augmentés ; les poumons se débarrassent fa-
« cilement du sang qui remplit leurs vaisseaux : ils ne passent pas à
« l'état de congestion qui est indispensable à la production de l'infil-
« tration hémorrhagique dans leur tissu. On ne voit même pas dans
« ces maladies se produire l'œdème des poumons ; aussi l'anasarque
« ne survient-elle pas habituellement dans cette lésion du cœur, à
« moins qu'elle ne se complique d'autres états morbides du cœur. Dans
« les cas rares, ajoute le savant médecin de la Pitié, où l'inocclusion
« de l'aorte coïncide avec l'inocclusion de l'orifice auriculo-ventricu-

« laire gauche, l'hémorrhagie pulmonaire ne s'est pas présentée ; mais,
« nous avons vu un trop petit nombre de cas de cette espèce pour
« en déduire des conséquences générales. » (10ᵉ leçon, p. 221.)

Il ne faudrait pas exagérer, car il est certain que l'insuffisance,
comme presque toutes les maladies du cœur, quelle que soit l'altération anatomique dominante, peut, dans des circonstances souvent
indéterminées, produire un enrayement de la circulation pulmonaire, une stagnation du sang dans tout le système veineux, des congestions dans la plupart des organes, des hydropisies, des anasarques, etc. ; mais ces faits sont rares.

Ce qui est moins rare, c'est la mort subite dans cette maladie.
On s'en convaincra en lisant les observations que nous allons rapporter et en jetant les yeux sur le tableau statistique de M. Aran.
Ce relevé embrasse 113 cas de mort subite par maladies du cœur
sans rupture, ainsi répartis :

Maladies de la substance musculaire	19
Maladies des valvules aortiques	25
Maladies de la valvule mitrale	6
Maladies de plusieurs valvules	3
Vices de conformation du cœur	10
Maladies de l'aorte et de l'artère pulmonaire	17
Maladies des coronaires	1
Péricardite	4
Adhérences du péricarde	9
Maladies des valvules aortiques et de l'aorte	9
Maladies de plusieurs valvules et de l'aorte	6
Adhérences du péricarde coïncidant avec d'autres altérations	4

TROISIÈME PARTIE.

OBSERVATIONS DE MORT SUBITE DANS L'INSUFFISANCE DES VALVULES SIGMOIDES DE L'AORTE.

XX.

OBSERVATION Iʳᵉ. — Au mois de mars de l'année 184., M. Humann, ministre des finances sous le règne de Louis-Philippe, travaillait le matin avec un chef de division du ministère. L'absence d'un document força celui-ci à s'éloigner quelques instants. Quand il revint, cinq minutes au plus après être sorti, il trouva le ministre le corps penché en arrière sur son fauteuil; son bras droit pendait en dehors, et sa main tenait encore la plume avec laquelle il venait de signer. Tous les moyens mis en usage en pareil cas furent employés pour ramener M. Humann à la vie; mais ce fut en vain : il était mort.

L'autopsie fut faite par Blandin. Le cerveau était volumineux, ferme, et sans aucune espèce d'injection, si ce n'est sur quelques points de sa surface externe; il y avait quelques gouttes de sérosité transparente dans les ventricules; le cervelet, la protubérance annulaire, et le bulbe rachidien, ne présentaient aucune lésion. Le poumon gauche, marbré et très-crépitant, ne présentait aucune trace d'engorgement, même en arrière; le poumon droit était infiltré de sérosité sanguinolente et un peu congestionné à sa base; la muqueuse de la trachée et des bronches, surtout de la bronche droite, épaissie et colorée par une injection d'un rouge brunâtre, était enduite d'une couche de mucus puriforme.

Le cœur était très-volumineux et chargé de graisse ; ses cavités droites, distendues par du sang noir, étaient un peu dilatées et très-amincies. Le ventricule gauche présentait une hypertrophie très-considérable de ses parois et une énorme dilatation de sa cavité.

A part quelques nodosités, la valvule mitrale était saine ; mais l'orifice aortique était très-rétréci, et les valvules sigmoïdes entièrement ossifiées, fort dures, et à demi abaissées du côté du ventricule gauche. Il y avait dans l'aorte quelques plaques crétacées.

On trouva dans l'estomac des aliments à peine altérés ; tous les autres organes étaient sains.

Cette observation nous a été communiquée par M. Aran, qui la tenait lui-même de Blandin. Pour la compléter, nous devons ajouter que la santé de M. Humann ne présentait aucun dérangement grave qui pût faire présager la mort subite qui l'a enlevé. La veille ou l'avant-veille, ce ministre avait pris la parole à la Chambre des députés. Il n'avait jamais eu aucun des symptômes généraux des maladies du cœur.

Un fait qui nous avait autrefois vivement frappé, mais qui est trop incomplet pour qu'on puisse le compter comme une observation, présente, avec celui qui précède, plusieurs analogies qui en rendront sans doute le rapprochement curieux :

Lorsque j'étais interne à l'hôpital de la Pitié, en 1857, je vis plusieurs fois, à la consultation de médecine, un garde de Paris, sous-officier à la caserne de la rue de Tournon, qui venait depuis long-temps demander des conseils pour des palpitations de cœur et une gêne habituelle de la respiration. On avait constaté chez cet homme l'existence d'un double bruit de souffle à la base du cœur, et on avait diagnostiqué une insuffisance aortique. Il ne présentait ni hydropisies ni anasarque. Il y avait plusieurs mois que je n'avais vu ce malade, qui passait rarement une semaine sans venir à l'hôpital, lorsque j'appris de M. Tessier, médecin militaire fort distingué, qu'il était mort subitement dans les circonstancee suivantes. Un des amis du malade, qui était de service avec lui, l'avait laissé seul occupé à copier une liste d'avancement ; quand il rentra, au bout de quelques instants, il trouva son camarade mort devant la feuille où son nom, sans qu'il s'y attendît, figurait pour la promotion au grade d'officier. A l'ouverture du cadavre, il paraît qu'on ne découvrit, comme lésion pouvant expliquer la mort subite, qu'une insuffisance des valvules de l'aorte avec hypertrophie et dilatation du ventricule gauche du cœur.

OBSERVATION II. — Observatio CCLXXXII D. Caroli Raygeri, *de Valvulis cordis osseis.* — « Os in corde cervi annosi gigni et inveniri, « non adeo rarum, at in homini insolitum prope, ad minimum valde « infrequens solum quippe Harvæum in homini nobilissimo et fortis- « simo portionem arteriæ magnæ juxta cor in os rotundum vidisse « conversam, et post eum celeberr. Th. Barthol. in corde phthisici « (cent. I, observ. 50), et in corde Urbani VIII, P. M., cent. II, obs. 45, « talia ossa notasse memini, quin et tertii Plateri se ex Bartholino « recordor qui l. 3 obs. tale etiam se invenisse afferit.

« Sutor quidam Lutetiis Parisiorum in platea S. Jacobi (la rue « Saint-Jacques), e regione ædium domini Gayant, anatomici et chi- « rurgi peritissimi, habitans, sanguineus, corporis habitu obesiori « præditus, non admodum senex, sumpto aliquando more gallorum « bono jentaculo per portam S. Jacobi exire voluit, sed vix quadra- « ginta passus aberat domo, quando derepente concidens expiravit. « Domum deportatus aperitur, et in toto corpore nihil morbosum, « nihil, præternaturale repertum, nisi quod tres valvulæ semi-lu- « nares ad arteriæ magnæ ex sinistro cordis ventriculi egressum « sitæ, osseæ fuerint. Unam ex his ab amico quodam, qui et sectioni « interfuit et hæc mihi anno MDCLXVII Monspelio reduci, in præ- « dicti domini Gayant ædibus retulit, dono accepi. Coloris erat albi-

« cantis, adeo dura, ut vix cultello aliquid abscindi potuerit. An
« autem tam repentinæ mortis causæ fuerint, dubito, cum nec cir-
« culationem sanguinis impedivisse, aut apoplexiam istam fortissi-
« mam introduxisse credibile sit. » (*Miscellanea curiosa medico-phy-
« sica Academiæ naturæ curiosorum,* d. 1, a. 3, obs. 283, p. 429.)

Observation III. — Cette observation est rapportée par Morgagni dans sa 27e lettre ; elle lui fut communiquée par Mediavia, qui
la recueillit au commencement de mars de l'an 1741.

Un jeune homme, remarquable par une belle habitude du corps,
par sa complexion et par sa taille, éprouvant depuis longtemps une
difficulté de respirer, était soulagé par des hémorrhagies nasales
qui avaient lieu de temps en temps. Mais cette évacuation de sang
avait commencé à manquer, lorsque ayant fait, par hasard, un
long chemin pendant deux jours, pour aller de Trente à Padoue,
en partie à pied et en partie porté sur une bête de somme, il tombe
mort subitement, pendant qu'aussitôt après son voyage il se penche
vers ses petits bagages déposés à terre.

Examen du cadavre. En incisant la poitrine le lendemain, on remarqua que les vaisseaux du cou et de la tête étaient engorgés de
sang. Mais, dès que cette cavité fut ouverte, on n'y vit aucun épanchement, et les poumons n'étaient nullement adhérents à la plèvre.
Ces viscères étaient livides par le sang qui était en stagnation dans
leur tissu ; en outre ils étaient petits, à cause de l'énorme volume
du cœur, qui, après l'incision du péricarde, où il y avait une assez
grande quantité de sérosité rougeâtre, fut trouvé même plus gros
que celui d'un bœuf. En effet, les oreillettes et le ventricule droit
étaient plus amples qu'à l'ordinaire ; cependant la grosseur la plus
considérable appartenait au ventricule gauche. Du reste, cette
grosseur dépendait non de parois qui n'étaient pas plus épaisses
que dans l'état habituel, mais de la cavité du ventricule qui était
aussi dilaté que possible et qui se trouvait non-seulement rempli
comme les autres cavités du cœur, mais encore distendu par une

quantité de sang noir formé légèrement non pas en concrétions polypeuses, mais en grumeaux. Outre cela, les valvules semi-lunaires qui sont situées à son émissaire n'étaient point osseuses, à la vérité, mais elles étaient dures et très-petites, ce qui frappait aussitôt les regards, et elles étaient contractées et ridées. D'ailleurs, bien que l'aorte ne fût pas plus ample que dans l'état naturel, cependant plus elle s'éloignait du cœur, plus ses tuniques étaient plus minces qu'elles ne devaient l'être. La face interne ne manquait pas non plus de sillons tracés en long, quoique un peu obscurs. Du reste, on n'observa rien de plus dans le cœur ni dans toute la poitrine qui ne fût dans l'état naturel. Après cela il parut superflu d'ouvrir le ventre et la tête, dont le sujet ne s'était jamais plaint.

L'illustre anatomo-pathologiste fait sur ce cas curieux de mort subite de longues réflexions dont nous donnons les passages les plus remarquables :

«Si ce jeune homme, dit-il, avait suivi ce que la nature lui avait « indiqué d'avance, c'est-à-dire s'il avait eu soin de se faire tirer à « propos du sang de la veine, après que ce liquide eut cessé de s'écouler « par le nez, ou bien il ne serait pas mort de cette manière, ou bien il se- « rait certainement mort plus tard..... La seule dilatation du ventricule « gauche, que je considère ici, fait que, moins il peut chasser de sang « dans l'aorte, moins aussi il peut en recevoir des poumons, d'où ré- « sulte tantôt une difficulté de respirer, parce que les poumons sont « surchargés de ce liquide, tantôt aussi une mort subite, lorsque ce « ventricule, s'étant relâché de plus en plus, est accablé à la fois par une « telle quantité de sang qu'il ne peut plus se contracter... Mais pourquoi « le ventricule gauche se dilata-t-il le premier ? Parce que les valvules « semi-lunaires, contractées et ridées (quelle qu'en fût la cause), ne « pouvaient point se déployer suffisamment pour empêcher que le « sang ne rentrât en partie, lors de la contraction de l'aorte, dans le « ventricule d'où il était sorti ; et cette partie aurait peut-être été moins « considérable si les tuniques de l'aorte avaient pu, dans les endroits « plus avancés, pousser vers les veines une quantité convenable de

« sang, ce que ne permettait pas leur ténuité, c'est-à-dire le moins
« grand nombre de leurs fibres charnues et élastiques. » (*De Sed. et
caus. morb.*, lettre 27, p. 126.)

OBSERVATION VI (tirée de la thèse de M. Cassius *sur la mort subite*, 1836). — L'année dernière, à Bicêtre, dit M. Cassius, j'ai eu
l'occasion d'observer le fait suivant : J'étais à l'infirmerie, occupé de
mon service, lorsqu'on vint m'annoncer qu'un homme venait de
mourir subitement. L'élève de garde n'étant pas présent, j'accourus
aussitôt, et je trouvai cet homme que l'on venait de placer tout ha-
billé sur un brancard. Il était pâle, la bouche entr'ouverte, sans
pouls, et insensible aux agents extérieurs. Je le fis aussitôt transpor-
ter à l'infirmerie, où tous les secours lui furent vainement adminis-
trés. Il ne donna plus de signe de vie. J'appris d'un infirmier que cet
homme, sujet à un catarrhe chronique, avait eu dans la matinée une
syncope ; que, revenu à lui, il avait refusé d'entrer dans une salle
de médecine, et qu'une heure environ après le premier accident, il
était tombé tout à coup pendant qu'il se promenait.

L'autopsie nous fit voir une hypertrophie considérable du ventricule gauche du cœur, avec rétrécissement de l'orifice ventriculo-
aortique et induration des valvules. Les autres viscères ne pré-
sentèrent pas d'altération susceptible d'expliquer une mort aussi
rapide.

OBSERVATION V (recueillie par le Dr Watson, qui l'a publiée sous
le titre d'*Observation de rhumatisme cardiaque*, dans le *London
med. gazette*, t. XVIII, ann. 1836).—Henri Thorpe, peintre, âgé de
19 ans, admis à l'hôpital de Middlesex, le 24 mai 1836. Face pâle,
anxieuse ; genou gauche et cou-de-pied droit gonflés et douloureux,
langue chargée, peau chaude. Le gonflement et la douleur des articles se manifestèrent chez ce jeune homme quatre ou cinq jours
avant son entrée à l'hôpital. Un ou deux jours après, il commença à
souffrir derrière le sternum, principalement en parlant et dans les

grandes inspirations ; il éprouvait en même temps dans la poitrine une sensation pénible de trémoussement et de pesanteur qui l'empêchait de respirer.

Il y a dix ans, il avait eu une affection aiguë des articulations et une inflammation de poitrine ; depuis cette époque, son cœur n'avait jamais fonctionné normalement ; il éprouvait surtout de violentes palpitations, quand il faisait de plus grands efforts qu'à l'ordinaire.

Lorsqu'il fut couché, on examina soigneusement sa poitrine : les mouvements du cœur étaient irréguliers et très-rapides, et la systole ventriculaire était accompagnée d'un bruit de souffle profond.

Dans la matinée du 25, le rhumatisme quitta les articles gauches, et la douleur précordiale cessa presque complétement. L'action du cœur était plus lente et régulière ; le bruit de souffle, profond, et très-distinct ; mais, dans la matinée du 26, la douleur dans la région du cœur était revenue avec une grande dyspnée ; pour la première fois nous entendîmes un fort bruit de va-et-vient (*to and fro*) ou bruit de frottement, ayant son maximum à la base, tandis que le bruit de souffle était entendu principalement à la pointe. Le sommeil du malade avait été très-agité : il s'était réveillé en sursaut, éprouvant, dit-il, la même sensation que lorsqu'on tombe d'un lieu très-élevé.

À partir de ce moment, le bruit de va-et-vient continua, mais il diminua graduellement en étendue et en force jusqu'au 10 juin ; il disparut alors pour toujours. Le bruit de souffle systolique fut toujours très-facile à entendre.

Quoiqu'il se manifestât un peu de douleur de temps en temps, elle diminua progressivement jusqu'au 29 juin. Les détails de son traitement, jour par jour, seraient trop longs à raconter ; les voici d'une manière générale : Des sangsues furent appliquées à plusieurs reprises sur la région du cœur, et toujours avec une diminution marquée de la douleur et des palpitations. Le jour de son entrée, après un purgatif de colchique, le malade commença à prendre 3 grammes

de calomel et 1/4 de grain d'opium toutes les quatre heures ; le 27,
5 grains de pilules bleues furent ajoutés à chaque dose, et le 30,
1/2 drachme d'onguent mercuriel double en frictions sur les cuisses
soir et matin. Les gencives ne furent nullement sensibles jusqu'au
2 juin ; elles le devinrent alors un peu et restèrent telles pendant un
temps considérable. Le 20 juin, il commença à prendre 10 minimes
de teinture de digitale deux fois par jour, qui n'eurent aucune influence sensible sur le pouls, mais qui diminuèrent les palpitations.

Le vendredi 29 juin, on examina la poitrine avec soin : les battements du cœur étaient forts et soulevaient fortement la paroi
thoracique, un bruit de souffle bruyant accompagnait chaque systole ; ce bruit et le choc de la pointe précédaient d'une manière
très-sensible le pouls radial.

Le malade se trouvait bien, déclarait qu'il ne souffrait plus, et
que ses palpitations n'étaient pas plus fréquentes qu'avant sa maladie. On convint qu'il sortirait le jeudi suivant. Vers la fin de
l'après-midi du même jour 29 juin, il était assis avec quelques autres convalescents dans le jardin de l'hôpital ; tout à coup (*suddenly*), tandis qu'il était engagé dans une conversation très-animée,
il tomba mort de son siége.

Le lendemain, à une heure, on fit l'autopsie. Le sang était liquide
partout. — *Cerveau.* Veines gonflées, légère effusion séreuse dans les
ventricules et sous l'arachnoïde, qui, à la base du cerveau, présentait quelques opacités disséminées. — *Poitrine.* Cœur énorme. Péricarde adhérent au poumon droit, à la plèvre costale du côté
gauche et dans une étendue considérable du diaphragme. Le poumon gauche était presque partout fixé aux côtes par des adhérences
faciles à rompre. Le péricarde, par sa face interne, adhérait de
toutes parts au cœur, excepté dans une petite portion de la partie
postérieure du ventricule droit. Au milieu, les adhérences étaient
d'une épaisseur considérable ; sur le ventricule gauche, elles con-
sistaient en une couche de sang coagulé à moitié organisé ; sur le
ventricule droit, elles étaient de couleur jaune, semblables à du tissu

cellulaire infiltré. Le péricarde fut enlevé comme on dépouille un lapin et avec la même facilité; l'adhésion était moins forte dans les points où elle se faisait au moyen d'un coagulum rouge, et où les surfaces séparées, couvertes de points pourpres, ressemblaient à la pulpe d'une figue mûre.

Les cavités, les valvules et la substance musculaire du cœur droit, étaient naturelles et saines; à peine le ventricule était-il un peu plus large qu'à l'état normal. L'oreillette gauche était dilatée, et sa membrane interne opaque et granulée. La valvule mitrale, large et saine, était seulement un peu épaissie sur son bord libre. Le ventricule gauche avait une capacité énorme, ses parois étaient très-épaissies, et les deux principales colonnes charnues de la valvule mitrale étaient d'une largeur considérable. Les valvules aortiques, épaissies irrégulièrement, étaient inflexibles; une bande opaque et épaisse s'étendait sur leur surface interne, et se prolongeait à 1 demi-pouce en bas, vers le ventricule gauche, dont la membrane avait perdu sa transparence pour prendre une teinte laiteuse. On voyait une bande isolée coller ensemble les surfaces opposées de deux colonnes charnues contiguës. Il existait un léger dépôt athéromateux à l'embouchure de l'aorte.

Abdomen. Foie couleur rouge-pourpre, vésicule du fiel vide, estomac et intestin distendus par des gaz.

(Cette observation, ainsi que plusieurs de celles qui suivent, a été traduite par notre ami M. Louis Jamain, élève distingué des hôpitaux.)

Observation VI. — Un laboureur du faubourg Saint-Jacques, âgé d'environ 50 ans, avait, depuis trois ans, de grands battements de cœur dès qu'il faisait le moindre exercice pénible; il était comme mort pendant un *miserere,* et quelquefois beaucoup plus longtemps, et il ne sortait de cet état qu'avec une sueur froide.

Il mourut subitement, au mois de juillet, en faisant un effort pour descendre de cheval ; les faiblesses ne le prenaient ordinairement que quand il marchait à pied.

M. Théroude, chirurgien, l'ouvrit, et ne remarqua rien de fort extraordinaire dans le bas-ventre ; il trouva dans la poitrine le poumon assez beau et non adhérent, peu d'eau dans le péricarde, le cœur fort gros, et peu de sang dans ses ventricules et dans la veine cave ascendante. A l'embouchure de l'aorte, il y avait, au-dessus des valvules sigmoïdes, trois corps étrangers couverts de petites membranes qui s'unissaient les unes aux autres, ce qui faisait que le sang ne sortait qu'avec peine du ventricule gauche du cœur pour être poussé dans l'aorte ; il se trouva à l'entrée de cette même aorte, sous l'une des valvules, un corps osseux assez dur, sans membrane, et de la longueur d'un travers de doigt. (*Journal des savants,* année 1686, lundi 5 avril.)

OBSERVATION VII. (*Bulletins de la Société anatomique,* janvier 1841, p. 362.) — M. Barth présente le cœur d'un individu, âgé de 40 ans, qui se plaignait, depuis plusieurs années, de palpitations et d'essoufflement, et qui mourut dans une syncope. Il y avait matité étendue ; le premier bruit était très-sourd, le second entièrement converti en un bruit de souffle, dont le maximum se trouvait à la partie supérieure droite de la région précordiale ; on avait diagnostiqué une insuffisance de la valvule aortique. On trouva, en effet, une des valves de cette dernière adhérente, par son bord libre, à la surface interne de l'aorte, à laquelle ce bord se trouvait comme soudé ; il y avait un peu de sang entre cette valve elle-même et le vaisseau. Les deux autres valves étaient également altérées ; les parois de l'aorte profondément malades dans toute leur étendue.

OBSERVATION VIII (rapportée dans le *Traité des maladies du cœur et des gros vaisseaux* de MM. Bertin et Bouillaud, extraite du *Traité des maladies du cœur* du Dr Hope, citée par M. Guyot, dans sa thèse inaugurale).— Catherine Ponceau, domestique, âgée de 38 ans, éprouvait, depuis dix-huit mois, à la suite d'un effort qu'elle avait fait pour soulever un fardeau, des pulsations très-prononcées sur les parties latérales et inférieures du cou. Ces battements, d'abord assez faibles, étaient devenus successivement plus forts, et s'accompagnèrent enfin de douleurs pulsatives à la tête et d'une respiration difficile, précipitée, et même haletante, quand elle montait un escalier. Ces pulsations partaient des espaces qui se trouvent derrière les clavicules et parcouraient en quelque sorte le trajet des carotides ; elles étaient sensibles à la vue, fréquentes, plus étendues du côté droit, isochrones au pouls et aux battements du cœur et régulières comme eux. Elles déterminaient une secousse générale, et le sommeil de la malade était fréquemment troublé par des réveils en sursaut, qui pouvaient être raisonnablement attribués à cette cause ; la plus légère impression morale augmentait sensiblement les pulsations, qui devenaient à vue d'œil plus violentes.

Cette malade, qui n'était entrée à l'hôpital que pour se faire traiter d'une douleur vive au côté gauche, avec expectoration de crachats muqueux, sanguinolents, sortit au bout de quelque temps soulagée ; mais, ayant continué de se livrer à ses pénibles occupations, elle se présenta de nouveau au bout de six mois.

Les symptômes avaient augmenté d'intensité ; les battements du cœur étaient forts, le pouls tendu et vibrant ; les pulsations déjà décrites étaient toujours isochrones aux battements du cœur ; les artères carotides très-apparentes semblaient éprouver une dilatation considérable dans un point de leur étendue et immédiatement au-dessus de la clavicule ; en appliquant les doigts à cet endroit, on sentait une espèce de frémissement et de bruissement particuliers.

19 janvier. Le pouls redouble de force et de fréquence ; tout le corps se couvre de sueur ; la face est rouge et animée. Pendant toute la journée du 20, la malade fut d'une grande gaieté ; cependant le soir elle éprouve une anxiété inexprimable, et meurt subitement la nuit suivante.

8

Autopsie. La plèvre droite présentait des adhérences; les poumons étaient sains; le péricarde ne contenait que très-peu de sérosité.

La surface antérieure du cœur était recouverte de couches graisseuses; le volume de cet organe était d'un tiers plus considérable que dans l'état normal; l'épaisseur du ventricule gauche était doublée, et sa cavité était augmentée dans la même proportion; le ventricule droit ne présentait rien de particulier. L'orifice aortique était agrandi, le bord libre des valvules aortiques était épaissi et arrondi. L'aorte, depuis son origine jusqu'à la naissance de la sous-clavière, avait un calibre au moins quatre fois plus grand que dans l'état normal; depuis cette même sous-clavière jusqu'à son passage à travers le diaphragme, elle était également dilatée. L'intérieur de cette artère était presque entièrement recouvert par des plaques osseuses plus ou moins étendues, dont quelques-unes se montraient à nu, tandis que la plupart étaient revêtues de la membrane interne.

Observation IX. (*Maladie des valvules de l'aorte*, par J.-B. Williams; *The London medical gazette*, t. XVII, p. 888, an. 1836.) — Watson, âgé de 45 ans, homme de peine, entré à l'hôpital Saint-Georges le 9 novembre, a eu pendant plus de six ans des douleurs rhumatismales et des palpitations de cœur qui, depuis quelque temps, sont devenues beaucoup plus fortes et plus douloureuses; surtout quand il monte un escalier ou quand il fait un mouvement brusque; de plus il a de la toux, des accès de dyspnée, et est très-malade. Pendant les cinq à six dernières semaines, ses jambes ont enflé; il a aussi quelquefois des attaques très-graves d'angine, qui surviennent généralement la nuit. Pouls actuel, 72, plein et bondissant, mais régulier.

Un double bruit de scie accompagne les pulsations du cœur; le premier bruit de scie, qui coïncide avec le choc de la pointe, est plus fort et plus rude au sommet du sternum, plus profond et plus grave au-dessous et à gauche ; il est entendu aussi dans les carotides. Un bruit de sifflement s'entend au lieu du second bruit naturel, plus distinct à la partie inférieure et à gauche du sternum. Les deux bruits s'entendent très-distinctement en arrière ; impulsion du cœur très-étendue et diffuse. Diagnostic : rétrécissement et insuffisance des valvules aortiques, probablement maladie des parois de l'aorte ascendante, dilatation du cœur, peut-être maladie des valvules pulmonaires.

Ce malade mourut subitement dans les *water-closet* le 26 novembre.

Sectio, 28 novembre. Un peu de liquide sanguin dans le péricarde; cœur très-dilaté et hypertrophié, surtout le ventricule gauche, dont les parois ont 1 pouce d'épaisseur, et dont la cavité est le double de l'état naturel ; orifice de l'aorte ossifié à la racine des valvules. Le bord libre de deux des valvules de l'aorte est beaucoup épaissi et raccourci ; celui de la troisième l'est un peu moins ; elles ne peuvent presque pas fermer l'orifice. L'aorte ascendante est un peu dilatée et parsemée de dépôts fibro-cartilagineux, parmi lesquels on trouve quelques lamelles osseuses ; l'une d'elles est large et fait saillie vers l'origine de la première coronaire, dans l'intérieur de l'aorte, de telle sorte qu'elle était directement dans le courant sanguin. Les autres valvules étaient saines.

OBSERVATION X. — *Case of active hypertrophy of the hearth*, par James Black. — W. H...., portier dans un bureau de voitures, 36 ans, fort, de petite taille, bien musclé, se plaignit pour la première fois (1ᵉʳ juin 1826) d'une grande oppression et d'une vive douleur dans le côté gauche de la poitrine, de beaucoup de dyspnée et d'une sensation de suffocation dans son lit pendant la nuit, de faiblesse générale et d'une douleur pulsative dans la tête. La figure, pleine d'anxiété, était pâle d'ordinaire et devenait quelquefois livide ; la soif était vive, l'appétit nul ; pas de toux ni d'expectoration ; le pouls était dur, vif et irrégulier, et les battements sur le trajet des carotides assez forts pour remuer la tête. Le choc du cœur contre la paroi thoracique était énergique et perçu dans une grande étendue de la région précordiale. On n'examina pas le malade au stéthoscope. Peu d'urine, tendance à l'anasarque et à l'hydropisie de l'abdomen.

Les diurétiques suivants, la digitale, la scille et un peu de colchique, l'application de vésicatoires, et des anodins, procurèrent un grand soulagement; mais, après un mois de souffrances qui allèrent en s'aggravant et épuisèrent le malade, il fut subitement emporté en voulant se mettre debout (*he was suddenly carried off on coming to the erect*).

Autopsie. Le poumon gauche avait sa crépitance normale; pas d'épanchement pleural. La structure du poumon droit n'était pas altérée, mais sa surface était couverte d'exsudations fibrineuses qui l'attachaient aux côtes et formaient de larges cellules pleines d'une petite quantité de sérum.

Le cœur présentait un aspect très-remarquable : il était deux fois plus volumineux qu'à l'état normal ; l'hémisphère gauche était d'une teinte vasculaire livide; les parois du ventricule gauche avaient près de 1 pouce d'épaisseur, elles étaient très-vasculaires, et leur coupe ressemblait à celle d'un utérus récemment gravide ; les cavités droites et gauches, ainsi que l'aorte, étaient pleines d'un sang très-dense et coagulé.

La principale lésion morbide ou désorganisation consistait dans l'altération des valvules aortiques; une seule était intacte ; la deuxième, détachée en partie sous la forme d'un fragment triangulaire allongé, ne pouvait plus fonctionner ; la troisième n'offrait à sa surface qu'un petit tubercule. Derrière la valvule, détachée et imparfaite, était l'orifice de l'artère coronaire, qui était aussi large qu'une plume d'oie. La racine de l'aorte était très-épaissie, ses parois internes d'une belle couleur rouge et parsemées de caroncules rouges et de petites végétations. Les valvules mitrales étaient imparfaites, mais non enflammées; les valvules sigmoïdes de l'artère pulmonaire avaient conservé leur forme normale. Le ventricule droit n'était pas, à beaucoup près, aussi large que le gauche, et ses parois, plus denses, plus pâles, n'avaient que le quart ou la moitié de l'épaisseur des parois du ventricule gauche ; ses valves tricuspides et son oreillette étaient naturelles, mais la partie inférieure du trou ovale était percée d'un trou qui avait le diamètre d'une plume d'oie. L'embouchure de la veine coronaire était assez large pour admettre l'extrémité du petit doigt.

Dans ce cas, la lésion primordiale semble avoir été dans les valvules de l'aorte. Peut-être était-elle congénitale, et les efforts du patient pendant la vie ont-ils eu pour effet de la rendre plus complète. La colonne de sang, faiblement supportée, a dû conséquemment réagir, par la suite du temps, sur le cœur lui-même, et exciter une activité extraordinaire de l'organe pour expulser le sang qui rentrait dans sa cavité. Il en est résulté un accroissement de volume et de vascularité, les artères coronaires étant toujours ouvertes à l'impulsion du courant ventriculaire. L'inflammation des valvules devait pareillement s'ensuivre, comme cela arrive quand la circulation est empêchée dans les poumons. Le violent battement des artères carotides était évidemment occasionné par l'action de l'hypertrophie du cœur chassant le sang dans des vaisseaux dont l'énergie musculaire était relativement diminuée. Ces artères offraient un diamètre normal, quoique leur pulsation étendue pendant la vie pût faire soupçonner un état plus ou moins anévrysmal. Botton, may 1827. (*The Edinburgh medical and surgical journal*, t. XXIX, p. 303 ; 1828.)

Observation XI. (Conférences cliniques du Dr Elliotson sur les maladies du cœur.) — Une femme fut reçue le 2 novembre dans la salle Marie. Elle était âgée de 25 ans et malade depuis cinq mois ; elle avait une maladie du cœur et une hydropisie consécutive. Elle présentait les symptômes suivants : Hydropisie générale, respiration difficile, mouvement bruyant des ventricules, bruit de souffle à la pointe du cœur, du côté du ventricule gauche. Ces phénomènes se présentent souvent chez les personnes de cet âge ; ils surviennent après des péricardites et des endocardites qui sont le résultat ou la suite de rhumatismes. Cette femme avait eu des rhumatismes, mais ils n'avaient pas été intenses, et ce fut seulement en la questionnant avec beaucoup de soin que je parvins à découvrir chez elle une affection rhumatismale antécédente. Elle me disait qu'elle avait eu des douleurs par tout le corps, principalement dans le dos et dans les épaules ; que ses membres chauds et enflés avaient été dans l'impossibilité de se ployer. Elle avait eu certainement un rhumatisme aigu, mais elle ne l'appelait pas ainsi ; et je n'y eusse pas pris garde, si je n'avais pas su que peu de jeunes personnes ont des maladies du cœur sans rhumatisme articulaire aigu antérieur, et surtout sans une péricardite antécédente.

Après tous ces symptômes de rhumatisme, elle commença à avoir de l'enflure dans les chevilles du pied, puis plus haut. La respiration devint courte, et à son entrée à l'hôpital, la malade avait une hydropisie générale et une grande faiblesse avec flaccidité des chairs. Le cœur battait dans une plus grande étendue que de coutume ; le bruit des ventricules, surtout du ventricule gauche, était exagéré, et à la pointe on percevait un bruit de soufflet. A la percussion, la région du cœur présentait une matité étendue.

Je considérai cette femme comme atteinte d'une péricardite assez intense et d'une affection organique du cœur. La poitrine avait une sensibilité exagérée à la pression dans toute son étendue, mais surtout à la région précordiale. On appliqua des sangsues, on donna du colchique, et on prescrivit un régime léger. La malade fut très-fâchée et très-malheureuse d'être soumise à ce régime léger ; elle déclara qu'elle ne le voulait pas suivre, et qu'il lui fallait de la viande, du vin et du porter. Je lui fis remarquer que cela ne lui convenait pas ; mon observation la rendit fort triste, et elle finit par tomber dans une violente colère. Après avoir quitté la salle, j'appris qu'elle avait été en proie à une telle agitation qu'il lui était survenu une douleur dans la région du cœur, ce qui détermina M. Whitford jeune à lui appliquer 16 sangsues. Quelques heures après, elle expira tout à coup (*she suddenly expired*). Je ne doute pas que cette femme ne soit morte d'une émotion morale : chez une personne affectée de maladie du cœur, rien n'est plus dangereux qu'une émotion quelconque.

En l'ouvrant, les deux ventricules furent trouvés dilatés. Le gauche l'était tellement que la pointe était devenue excessivement mince ; et sans aucun doute, si la malade avait vécu plus longtemps, le cœur se serait rompu en cet endroit. On trouva les valvules aortiques très-malades. (La pièce, qui fut égarée, ne permit pas à l'auteur de décrire plus longuement les altérations des valvules.) Les autres organes étaient sains. L'embouchure de l'aorte n'était pas assez dilatée pour suppléer à l'obstruction que produisaient les excroissances des valvules. La valvule mitrale était saine ; elle ne présentait qu'une petite végétation sur son bord libre, qui ne pouvait pas l'empêcher de fonctionner normalement. Une grande quantité de sérum jaune clair existait dans le péricarde. (*The London med. gaz.*, t. VII, p. 418; 1831.)

XXI.

OBSERVATION XII. — J'ai recueilli le fait suivant, en 1858, à l'hôpital Saint-Antoine. — L..... (Désiré), porteur de pain, âgé de 26 ans, entra le 2 avril dans le service de M. Aran. Ce jeune homme est d'une constitution assez robuste, d'un tempérament lymphatique. Il a eu, il y a huit ans, une fièvre typhoïde, et, il y a huit mois, un rhumatisme articulaire aigu, qui a attaqué principalement les articulations des membres inférieurs. Il fut traité de cette dernière affection par le colchique, l'iodure de potassium, les emplâtres, et les sangsues à la région précordiale ; il resta six semaines au lit, et sa maladie dura neuf semaines en tout. — Il y a cinq mois environ, il a éprouvé, pendant quinze jours à peu près, des douleurs sous les fausses côtes gauches.

Le malade éprouva pour la première fois des palpitations, il y a six semaines ; et, le 3 mars, il fut pris de gêne de la respiration, et de douleurs dans l'aine gauche, qui s'irradiaient vers le membre inférieur correspondant. Ces accidents ne s'accompagnèrent ni de fièvre, ni de gonflement œdémateux des membres abdominaux. — Depuis quatre semaines, les palpitations ont été presque continuelles ; elles reviennent tous les jours, principalement le soir et le matin ; pendant les accès, le cœur, dit le malade, se soulève violemment pour retomber ensuite, et sa chute est marquée par des battements dans les tempes. Le malade n'a jamais craché de sang ; il n'est pas sujet à s'enrhumer, et n'éprouve ni étourdissements, ni éblouissement, ni tournoiements de tête.

Examen du malade. Un peu d'amaigrissement ; légère distension des veines du cou, battements artériels visibles ; peau chaude et moite ; 88 à 92 pulsations. Le pouls a un caractère vibrant qui s'exagère, surtout quand le membre supérieur est relevé. De temps en temps, irrégularité et intermittence des diastoles artérielles.

Le foie dépasse le rebord des fausses côtes ; il mesure plus de 16 centimètres dans la ligne du mamelon ; 11 centimètres sur la ligne médiane, qu'il dépasse à gauche de quatre ou cinq travers de doigt.

Le cœur est considérablement augmenté de volume ; le maximum de l'impulsion a lieu dans le cinquième espace intercostal, à 11 centimètres de l'axe du sternum ; il mesure verticalement 11 centimètres sur la ligne médiane, et plus de 16 centimètres obliquement de gauche à droite. L'impulsion est frémissante, et s'accélère quelquefois comme si le cœur luttait contre un obstacle. L'oreille, appliquée sur la pointe, perçoit un double bruit de souffle, formant comme un bruit de va-et-vient ; le second souffle est beaucoup plus doux, plus moelleux, et plus prolongé que le premier.

En remontant vers la base du cœur, ce double phénomène stéthoscopique persiste et paraît avoir son maximum d'intensité dans les deuxième et troisième espaces intercostaux, du côté gauche, au voisinage du sternum, ainsi que sous la partie correspondante de cet os. Ce double bruit de souffle est également très-prononcé dans l'aorte, dont la matité est sensiblement augmentée.

En quelque point que l'on applique l'oreille ou le stéthoscope on n'entend pas trace du second bruit normal du cœur.

Le double bruit de souffle est également très-sensible à l'appendice xiphoïde, mais moins qu'à la base ; bruit de souffle intermittent diastolique très-fort dans les carotides. — Infusion de digitale.

4 avril. Vomissements produits par la digitale ; 92 pulsations ; 2 pulsations se succèdent rapidement. — On supprime l'infusion de digitale.

Le 8, à sept heures du matin, le malade *mourut subitement*. Pendant les derniers jours de sa vie, il accusait une sensation de gêne à l'épigastre et une oppression très-marquée ; le pouls, toujours un peu irrégulier, était composé de deux battements qui se suivaient à un court intervalle. La veille de sa mort, dans la matinée, il s'était plaint d'une gêne plus grande de la respiration ; néanmoins il s'était promené, mais la marche le fatiguait beaucoup. Le soir, il avait soupé comme à l'ordinaire ; pendant la nuit, il eut quelques étouffements, son sommeil était agité et pénible ; il se réveilla plusieurs fois. A deux heures du matin, il fut pris de dévoiement, se leva, se coucha, puis se rendormit. A sept heures du matin, il était éveillé et étendu tranquillement dans son lit : tout à coup il perd connaissance, sa tête se renverse en arrière, ses membres s'allongent et s'agitent convulsivement, sa face devient rapidement violette et pâlit presque aussitôt, et en moins de dix minutes il meurt sans écume à la bouche.

Nécropsie le 9 avril. Il existe quelques cuillerées de sérosité dans les plèvres, surtout à droite et dans la cavité péritonéale. Le cœur est en grande partie découvert par l'ablation du sternum et des cartilages costaux ; il s'étend depuis la ligne médiane jusqu'à 0,13 ou 0,14 cent. transversalement en dehors ; en haut, il remonte jusqu'au bord supérieur de la seconde côte; il est dirigé très-obliquement de haut en bas et de droite à gauche.

Quelques cuillerées de sérosité citrine dans le péricarde, dont le cul-de-sac supérieur correspond à la partie postérieure du sternum.

L'oreillette droite est entièrement cachée sous le bord emphysémateux du poumon droit.

L'origine des gros vaisseaux correspond au deuxième espace intercostal.

L'oreillette droite, un peu distendue, contient du sang noir liquide et quelques caillots noirs, ainsi que le ventricule du même côté; l'oreillette gauche est également distendue par du sang noir liquide et par quelques caillots. On trouve dans le ventricule gauche une quantité considérable de sang liquide et de caillots.

Les cavités droites du cœur ne sont pas plus distendues que les cavités gauches.

Adhérences du poumon gauche en arrière; les deux poumons sont engoués; la trachée et les bronches, injectées et très-dilatées, contiennent des mucosités spumeuses abondantes.

Le foie, très-volumineux, mesure transversalement 0,24 cent.; d'avant en arrière, 0,18 cent. Il est le siége d'une congestion très-intense, mais il n'y a aucune altération apparente dans sa texture.

La rate est volumineuse, fragile, peu consistante, gorgée de sang noir.

Les reins sont hyperémiés.

Description détaillée du cœur. Le cœur, vidé de ses caillots, mesure encore 0,13 cent. de la base à la pointe, et autant transversalement à la base. L'orifice pulmonaire droit a 0,075 millim. de circonférence. Le ventricule est un peu dilaté et hypertrophié; ses parois ont 0,005 millim. d'épaisseur. La cloison interventriculaire fait une saillie arrondie dans le ventricule droit. L'orifice auriculo-ventriculaire droit est un peu large; ses valvules sont souples et transparentes: la gauche présente quelques granulations à sa surface auriculaire. Dilatation très-marquée de l'oreillette droite.

L'aorte se dilate immédiatement après sa sortie du cœur, de manière à affecter une position plus antérieure que d'habitude et à reporter l'artère pulmonaire en arrière ; la dilatation ne cesse qu'au niveau de l'origine de la sous-clavière gauche : on dirait l'artère rétrécie en ce point, mais ce n'est qu'un rétrécissement relatif. L'aorte a conservé la flexibilité de ses parois ; elle mesure à sa sortie du cœur 0,047 millim. de diamètre, et 0,082 millim. à 2 centimètres au-dessous de l'orifice aortique, dans le voisinage duquel elle présente un commencement d'altération athéromateuse.

Les artères cardiaques, à leur origine et dans leur trajet à travers la substance du cœur, sont libres ; leurs parois sont saines et ne présentent que quelques petites plaques stéatomateuses disséminées.

Le ventricule gauche, énormément dilaté, est capable de loger le poing. La dilatation porte seulement sur la partie artérielle, et la valvule mitrale est fortement repoussée en arrière, ainsi que les colonnes charnues qui s'y insèrent. Ces colonnes charnues sont plutôt atrophiées qu'hypertrophiées. Le diamètre de ce ventricule est de 7 centimètres ; l'épaisseur de ses parois, de 13 millimètres. La valvule mitrale est souple, mais les tendons qui la sous-tendent sont épaissis, surtout dans le segment qui touche à la valvule aortique correspondante. Le cordon fibreux d'où se détache la valvule mitrale est épaissi, ainsi que le bord libre de cette valvule. Épaississement avec opalinité de l'endocarde qui tapisse l'oreillette gauche.

Insuffisance des valvules sigmoïdes de l'orifice de l'aorte ; l'eau s'écoule à travers cet orifice, sans qu'on aperçoive d'espace libre, seulement on découvre un caillot qui se prolonge à une hauteur de 52 millimètres au-dessus de l'origine du vaisseau ; en ouvrant avec précaution l'orifice aortique, on reconnaît que le caillot est adhérent à la valvule droite fortement altérée. Il s'effile supérieurement et mesure à peine 2 millimètres, tandis qu'à sa base il a au moins 1 centimètre d'épaisseur ; en haut, il est formé de fibrine décolorée ;

en bas, c'est un mélange de fibrine décolorée et de sang noir con-
crété qui le constitue.

Les deux valvules sigmoïdes antérieure et postérieure, épaissies,
indurées, ont perdu leur élasticité et renferment, surtout à leur base,
des noyaux crétacés et cartilagineux ; leur cloison de séparation est
très-épaissie, et ressemble à un cordon tendineux. La valvule droite
est presque entièrement détruite à son milieu ; on dirait qu'une
fracture l'a séparée en deux fragments ; au-dessous d'elle, existe une
ouverture qui conduit dans un petit foyer susceptible de loger une
noisette, et dont le fond est constitué par un sac membraneux analogue pour la structure au cul-de-sac des valvules ; après avoir dé-
taché le caillot, on reconnaît que la fracture a eu lieu par suite d'un
détachement de végétation calcaire qui se trouvait dans la ligne de
continuation de la cloison qui séparait la valvule droite de l'antérieure ; sur la valvule antérieure, se trouve la partie fracturée de
la valvule perdue au milieu d'un caillot. On dirait qu'à la suite d'un
affaiblissement du cul-de-sac des valvules, il y a eu une perforation
et une déchirure de la valvule, au niveau des points formés par les
végétations calcaires.

Les artères ne sont pas hypertrophiées ; la valvule de Tebesius
est insuffisante.

Il n'est pas fait mention, dans la note d'après laquelle nous avons
rédigé cette observation, de l'examen du cerveau. Le crâne n'a-t-il
pas été ouvert, ou, ayant été ouvert, avons-nous oublié d'y consi-
gner le résultat de notre investigation, c'est ce que notre mémoire
ne nous permet pas de fixer d'une manière précise ; mais nous
sommes convaincu que le malade est mort d'une syncope cardiaque.

OBSERVATION XIII. — Un pharmacien affecté d'une dyspnée très-
intense, qui offrait les principaux traits de l'angine de poitrine, et
qui revenait comme celle-ci par accès effrayants, offrait en outre
les signes d'une maladie du cœur avec bruit de souffle intense et

pouls plein, rebondissant. Sous l'influence de quelques antispasmo-
diques, son état avait paru s'améliorer, lorsque, quelques instants
après s'être couché, il se réveilla en sursaut, s'écria qu'il était mort,
tomba à la renverse et expira. — Les poumons étaient sains, le cœur
volumineux et distendu par du sang; l'aorte, près de la crosse, était
tapissée de plaques irrégulières et blanchâtres; près de son orifice,
elle était dans l'étendue de 1 pouce, d'un rouge vif; sa membrane
interne, dans ce point, était pulpeuse et saillante, formée d'un dépôt gélatineux; l'une des valvules aortiques était rompue et depuis
peu de temps, car les bords de la rupture étaient irréguliers et tran-
chants. Du reste, cette valvule était elle-même creusée d'une petite
poche en forme de doigt de gant, qui se projetait dans le ventricule
et dont le fond s'était rompu. Le cœur était distendu par le sang qui
avait reflué de l'aorte. (Dr Corrigan, *Dublin journal*, t. XII, p. 245;
ann. 1838.)

OBSERVATION XIV.—*Sur la rétroversion des valvules de l'aorte*, par
Thomas Hodgkin, M. D. (observation lue à la Société huntérienne,
le 21 janvier 1827). — Le 8 du mois dernier, je fus mandé auprès
d'une jeune femme qui avait 28 ans environ; elle paraissait être
d'une constitution forte et robuste. Sa physionomie était un peu
livide et exprimait une anxiété considérable.

Elle se plaignait d'une grande oppression de la poitrine et était en
proie à une violente dyspnée; la respiration s'accompagnait de
plaintes continuelles; cependant la position horizontale n'était pas
impossible, et, sans trop de difficulté, la malade changeait de position; elle avait une toux fréquente suivie d'une abondante expectoration de ce mucus visqueux, intimement mêlé de sang noir, qui est
caractéristique d'une maladie du cœur. La poitrine donnait un son
mat dans la région précordiale; la respiration était sibilante.

L'impulsion du cœur était forte; il n'y avait aucune perversion
des bruits; le pouls était accéléré, mais sa force n'était pas en har-

monie avec l'action exagérée du cœur; langue humide et très-bonne; anasarque considérable.

Je fis pratiquer à cette malade une saignée de 12 onces, qui ne fut pas suivie d'amélioration; le sang ne présentait pas la moindre trace de couenne inflammatoire.

Cette femme mourut tout à coup (*she died very suddenly*) vers minuit, ayant encore parlé, dans la même soirée, un très-petit nombre de minutes avant sa mort.

D'après des faits précédents, j'étais fortement induit à suspecter une rétroversion des valvules, et je n'hésitai pas à émettre cette opinion avant l'inspection.

D'anciennes adhérences pleurales existaient sur les deux côtés de la poitrine. Les poumons, quoique partout perméables à l'air, étaient plus denses qu'à l'état normal et un peu œdémateux; la muqueuse des bronches présentait une coloration diffuse d'un rouge terne; il y avait un peu d'épanchement séreux dans le péricarde; le cœur était considérablement augmenté de volume et avait ses cavités très-dilatées; les valvules étaient toutes saines, excepté celles de l'aorte, qui étaient retournées (*which were retroversed*); l'aorte ascendante était considérablement dilatée, ses parois étaient épaissies et rendues inégales par d'abondants dépôts de matière demi-cartilagineuse et terreuse. Bertin, dont je partage l'opinion, regarde cet état de l'aorte comme le résultat d'une inflammation qui se produit souvent par suite de l'abus de liqueurs fortement spiritueuses. Le cas actuel tend à corroborer son opinion, car le sujet passait pour avoir fait un grand usage de liqueurs alcooliques. (*London medical gazette*, t. XXIX, p. 436.)

OBSERVATION XV. — *Cas de mort par rupture d'une des valvules semi-lunaires de l'aorte*, par le D.ʳ Plenderleath. — A. B....., immédiatement après un examen devant le Collége des chirurgiens, où il brilla, se plaignit d'un malaise général, accompagné de symptômes d'indigestion; pour dissiper ces accidents, on lui recommanda d'aller à la mer. Il y recouvra l'appétit ; mais, de retour, il se plaignit d'un sentiment de plénitude et d'oppression dans la poitrine, revenant par accès, avec découragement et accidents nerveux hystériformes ; le pouls était plein et fort. On lui prescrivit une saignée, il négligea cet avis ; mais les symptômes s'aggravèrent tellement, qu'on fut obligé de lui retirer 20 onces de sang, ce qui lui procura un soulagement manifeste. Peu à peu les forces diminuèrent ; le pouls devint intermittent, accompagné d'une secousse subite, qui était évidente surtout aux carotides ; les urines diminuèrent sans présenter aucune trace d'albumine. Un habile praticien, l'ayant examiné au stéthoscope, ne découvrit aucun signe de maladie du cœur ; trois jours avant la mort, le pouls devint régulier. Dans la matinée du 2 octobre, le malade expira tout à coup (*the patient suddenly expired*), en faisant un effort sur la chaise de nuit (*when making an effort on the night chair*).

Dissection. Adhérences légères des deux feuillets de la plèvre ; les poumons sont engorgés ; le péricarde contient 4 onces d'un liquide séro-sanguin. Le cœur était d'une pâleur remarquable et très-augmenté de volume ; sa substance était très-molle, très-mince, et si flasque, qu'il était difficile de l'examiner, car les ventricules s'aplatissaient l'un sur l'autre. Le ventricule droit avait un tiers environ de son épaisseur habituelle ; le ventricule gauche était très-mince, surtout à sa pointe.

Les valvules semi-lunaires de l'aorte étaient très-épaissies, rouges, et chargées de matériaux calcaires à leurs bords tendineux ; elles étaient comme semées de points innombrables de très petite dimension, pareils à des grains de millet, durs, et donnant au toucher la sensation d'os pulvérisés. L'apparence du cœur, en l'examinant tout d'abord dans sa position, était celle d'une vessie malade et épaissie ; sa substance se déchirait aisément, et les doigts passaient facilement à travers ; l'aorte avait son diamètre diminué de moitié, et elle ressemblait beaucoup à du parchemin. Dans la cavité droite de la poitrine, il y avait à peu près une pinte de liquide séro-sanguin contenant une grande quantité d'hydatides.

Une des valvules semi-lunaires de l'aorte était rompue transver-salement, les autres valvules étaient saines,

En examinant cette dissection, il est singulier de trouver que le ventricule gauche, qui, dans l'état naturel, est à peu près deux fois plus épais que le droit, avait perdu presque toute apparence de structure musculaire par l'absorption de son tissu cellulaire et de sa fibre musculaire; il est également curieux de remarquer que la rupture n'eut pas lieu dans ses parois si minces et si molles, mais précisément dans une valvule qui avait acquis une fermeté extraordinaire. (*London medical gazette*, t. VII, p. 109, 110.)

XXII.

Tels sont les cas de mort subite dans l'insuffisance des valvules aortiques que nous avons pu réunir en compulsant les recueils scientifiques et les publications périodiques françaises ou étrangères. Nous les avons divisés en deux catégories : la première (XX) comprend tous les faits où l'autopsie n'a fait constater aucune lésion organique récente survenue soit peu de temps avant la mort, soit au moment même de la mort; la seconde (XXI) comprend quatre observations d'insuffisance aortique compliquée de rupture ou de rétroversion des valvules semi-lunaires. Nous aurions pu faire suivre chacun de ces faits de remarques destinées à mettre en relief les circonstances principales qui ont précédé ou préparé la mort; mais, outre qu'un pareil travail eût été fort long, il nous aurait exposé à de nombreuses répétitions, à cause de la grande analogie que présentent plusieurs de ces observations. D'ailleurs ne vaut-il pas mieux laisser au lecteur toute liberté d'appréciation? Nous nous abstiendrons aussi d'analyser numériquement les phénomènes consignés dans ces observations, et nous nous bornerons à résumer sous les trois chefs suivants les conclusions que nous en avons tirées.

1° Tous les malades sont morts subitement. La mort a été subite dans l'acception la plus rigoureuse du mot, puisqu'il ne s'est écoulé qu'un intervalle de temps presque inappréciable entre la vie et la terminaison funeste. Il n'y a pas eu de lutte ni de réaction, par conséquent pas d'agonie. La mort a été imprévue, c'est-à-dire qu'elle est survenue au moment où rien ne l'annonçait ; elle a eu lieu à la suite d'une cessation brusque et définitive des mouvements du cœur. Dans aucun cas, la syncope n'a été précédée des phénomènes progressifs de l'asphyxie ; dans aucun cas, les malades n'ont présenté les symptômes vertigineux qui constituent les prodromes des coups de sang. Lorsque l'examen nécroscopique de l'encéphale a été fait et noté, on n'a découvert ni dans les méninges, ni dans le cerveau, ni dans ses ganglions, ni dans la moelle allongée, des lésions assez étendues pour expliquer la mort.

2° La véritable cause de la mort subite a toujours été une syncope cardiaque prolongée ; tous les malades sont morts par le cœur. Les lésions de ce viscère pouvant expliquer la mort ont constamment été au nombre de deux : insuffisance aortique, avec ou sans rupture des valvules ; hypertrophie du ventricule gauche, compliquée toujours d'une énorme dilatation. — Dans aucun cas, les poumons ni les cavités droites du cœur n'ont présenté d'altération pouvant expliquer la terminaison funeste.

3° La maladie des valvules et l'hypertrophie consécutive du ventricule gauche dataient de longtemps. Ces lésions s'étaient développées dans quelques cas sous l'action de la diathèse rhumatismale qui s'était manifestée depuis par des attaques plus ou moins répétées, soit du côté des articulations, soit du côté du cœur. — Trois malades seulement avaient de l'anasarque ; les autres n'éprouvaient que des palpitations et de la dyspnée, revenant quelquefois par accès, comme dans l'angine de poitrine. — Quelquefois la mort subite est survenue sans cause occasionnelle appréciable ; d'autres fois, elle semble avoir été provoquée soit par un ébranlement moral, soit par un effort, soit par un mouvement inattendu, ou même un simple changement de position.

Ces conclusions, qui nous paraissent légitimes, car elles découlent rigoureusement des faits observés, étant admises, il nous reste à examiner comment s'engendrent les lésions organiques qui placent le cœur dans les conditions d'opportunité d'une syncope cardiaque prolongée, et comment agissent les causes occasionnelles qui déterminent cette syncope. En d'autres termes, il faut rechercher, au moyen de l'analyse détaillée de tous les phénomènes de la maladie, d'une part, quelles sont les causes qui préparent la mort subite ; d'une autre part, quelles sont les causes qui la déterminent. — C'est là ce qui fera l'objet de la quatrième partie de notre travail.

QUATRIÈME PARTIE.

CHAPITRE IER.

Considérations sur les causes de la mort subite dans l'insuffisance des valvules semi-lunaires de l'aorte.

XXIIL

Si l'on veut se rendre un compte rationnel de la lésion dynamique du cœur, il en faut chercher la cause dans l'altération permanente ou passagère des trois éléments qui constituent son tissu. Ces trois éléments sont : 1° le vaisseau capillaire, tissu commun à toute trame organique; 2° la fibre musculaire, qui tire du sang du capillaire les substances nécessaires à sa nutrition; 3° les filets nerveux qui mettent en jeu cette force latente, inhérente à la fibre musculaire et accumulée en elle par l'assimilation spéciale dont sont primitivement douées toutes les variétés de tissus qui constituent par leur réunion les organes et les appareils. — Il existe une connexion si étroite entre les actes fondamentaux de l'assimilation et la propriété spéciale de chaque tissu, que les causes morbides, quelle que soit leur nature, affaiblissent peu à peu et paralysent enfin là propriété spéciale, quand elles troublent d'une manière profonde et durable l'acte essentiel de l'assimilation. — Nous ne rechercherons point quel est le rôle que jouent les nerfs dans cet acte propre à toute molécule organique; s'opère-t-il sous l'influence immédiate des nerfs trophiques, ou consiste-t-il en un phénomène essentiellement moléculaire qui a son siége dans les noyaux des cellules organiques? Peu importe; la

seule chose que nous voulons établir ici, c'est que pour que le cœur
fonctionne régulièrement, il faut que la circulation du sang dans ses
vaisseaux propres s'exécute normalement, que ses fibres musculaires
ne soient pas malades, et que son innervation ne soit pas troublée.

XXIV.

Lorsqu'il existe une inocclusion des valvules sigmoïdes de l'aorte,
et que l'hiatus qui en est la conséquence est assez large pour laisser
pénétrer, au moment de la diastole du cœur, une grande quantité de
sang dans l'intérieur du ventricule gauche, celui-ci se trouve plus ou
moins distendu ; et il est obligé de redoubler d'activité, pour expulser
dans tout le système artériel le surcroît de liquide qui s'ajoute à
celui qui provient des poumons. Il en résulte une hypertrophie des
parois et une dilatation de la cavité. — Tant que ces deux lésions ne
dépassent pas un certain degré, et surtout tant qu'elles restent simples, c'est-à-dire ne se compliquent pas d'un autre élément morbide,
elles s'opposent à la stagnation du sang dans les cavités cardiaques
et dans les poumons. Alors elles sont salutaires, car elles empêchent
l'insuffisance d'entraîner un trouble considérable dans l'équilibre de
la circulation générale et de la circulation pulmonaire. — Mais l'hypertrophie et la dilatation du ventricule gauche du cœur, consécutives à l'insuffisance des valvules, tendent presque toujours à s'accroître indéfiniment ; et, à mesure qu'elles augmentent, elles perdent
de plus en plus les caractères d'une hypertrophie et d'une dilatation, pour ainsi dire normales et physiologiques, parce qu'elles deviennent le siége de lésions secondaires qui entravent la circulation
des vaisseaux propres du cœur et altèrent sa fibre musculaire.

Cependant, lorsque l'hiatus de l'insuffisancee est étroit, qu'il
n'existe pas un rétrécissement considérable de l'orifice aortique ou
une rigidité complète des valvules sigmoïdes ; lorsque le travail
morbide inflammatoire qui a produit l'insuffisance et les lésions de

l'origine de l'aorte s'arrête et s'éteint définitivement, il est possible que l'hypertrophie du ventricule gauche, arrivée à ce degré qu'exige le maintien de l'équilibre circulatoire, se ralentisse dans son mouvement progressif et reste pour toujours dans un état stationnaire. — Il est certain pour nous qu'un pareil fait s'est accompli chez les individus qui depuis longtemps sont atteints d'insuffisance aortique, et n'éprouvent pourtant que des troubles très-légers du côté du cœur, tels que palpitations ou dyspnée fugace, etc. Nous avons vu des malades, chez lesquels l'auscultation ne laissait aucun doute sur l'existence d'une inocclusion des valvules sigmoïdes, ne soupçonner même pas qu'ils avaient une maladie du cœur : la percussion ne décelait alors qu'une augmentation du volume de l'organe, mais une augmentation très-modérée. Le mouvement hypertrophique s'était sans doute arrêté; de là était venu leur salut. On pouvait les considérer comme momentanément guéris de leur maladie du cœur.

Malheureusement l'hypertrophie et la dilatation du ventricule gauche restent rarement circonscrites dans ces limites, que nous venons d'indiquer comme une des chances les plus heureuses qui puissent arriver aux malades atteints d'insuffisance aortique. — Les causes de cette augmentation incessante des deux lésions qui constituent tout le danger de l'insuffisance sont très-nombreuses, très-complexes, et, pour les comprendre, il sera nécessaire d'exposer tout à l'heure quelques considérations physiologiques sur la circulation du sang dans les artères coronaires.

XXV.

Le travail morbide qui s'empare de l'origine de l'aorte et qui produit à la longue l'induration, le ratatinement, l'inflexibilité des valvules semi-lunaires, d'où résulte l'insuffisance, est presque toujours primitivement inflammatoire et de nature rhumatismale. Ce travail se localise quelquefois; et, soit qu'il persiste avec les mêmes caractères, soit qu'il se transforme et produise des altérations ultérieures, il ne dépasse pas les parties qu'il avait primitivement envahies. Mais d'autres fois il se propage au loin : tantôt du côté de la crosse de l'aorte, où il se traduit par des inflammations disséminées ou circonscrites, par des indurations, par des épaississements, par des dépôts athéromateux ou calcaires, etc. ; enfin par toutes ces lésions organiques si variées qu'on trouve dans l'aorte, dans ses principales branches, et même dans toute l'étendue du système artériel, chez les sujets qui sont atteints d'insuffisance aortique ; tantôt du côté de l'endocarde du ventricule gauche, comme le prouvent les épaississements et les opacités de cette membrane séreuse ; tantôt dans les coronaires ; tantôt dans le tissu musculaire du cœur, soit directement, soit par l'intermédiaire de ses vaisseaux propres et des deux membranes séreuses qui tapissent sa surface externe et ses cavités.

Quand le travail morbide se généralise ou gagne en profondeur et pénètre jusque dans l'épaisseur des parois du viscère, il se produit un nouvel ordre de phénomènes qui détruit les bons effets de l'hypertrophie et fait qu'elle passe de l'état physiologique à l'état morbide. C'est alors que le malade est sous le coup d'un danger sérieux. Voici pourquoi :

Avant que l'insuffisance se fût compliquée des lésions que nous venons d'énumérer, le cœur, obligé de redoubler d'énergie, s'était hypertrophié. Mais cette hypertrophie de bonne nature, accompagnée d'un degré très-modéré de dilatation, était un signe de force, comme tout accroissement musculaire produit par un exercice gymnastique qui fortifie sans épuiser : elle remédiait au désordre qui pouvait résulter de la récurrence du sang dans la cavité du ventricule ; elle empêchait la stagnation de ce liquide dans cette cavité, en l'expulsant complétement à chaque systole ; elle maintenait aussi les parois dans un état de tonicité qui s'opposait à leur relâchement et par conséquent à la dilatation du ventricule gauche.

Mais, à partir du moment où le cœur devient le théâtre d'un nouveau travail pathologique, soit que ce travail consiste en une inflammation, soit qu'il consiste en une congestion, les choses changent de face; l'hypertrophie, qui jusqu'alors avait été salutaire, va devenir la source des lésions les plus plus graves, car elles affaibliront le cœur, au lieu de le fortifier, et elles prépareront sa paralysie, qui pourra se produire, comme on le verra plus loin, d'une manière inattendue sous l'action des causes occasionnelles les plus légères.

C'est un fait irrécusable et qu'on peut constater tous les jours, que l'inflammation des membranes séreuses ou muqueuses a pour effet de déterminer une diminution dans la contractilité des fibres musculaires sous-jacentes; cette diminution est bien plus considérable encore quand l'inflammation se propage aux fibres musculaires elles-mêmes. Le cœur ne fait point exception à cette règle générale. Lorsque le travail morbide, qui désorganise lentement les valvules aortiques, s'empare de son tissu, les nombreux réseaux capillaires qui entourent chaque fibre musculaire se gonflent, se distendent, par l'accumulation anormale du sang dans leur intérieur; ils compriment la fibre musculaire, l'étouffent pour ainsi dire, et la placent dans des conditions pathologiques qui modifient profondément son mode de nutrition. Aussi non-seulement cette fibre, gênée dans sa liberté d'action, s'affaiblit peu à peu; mais elle se transforme, dégénère; et bientôt dans le sarcolemme, au lieu de tissu musculaire, on ne trouve plus que des granulations protéiques ou des globules graisseux. — La stagnation du sang dans le réseau des capillaires du cœur, conséquence de l'inflammation ou de la congestion, outre qu'elle affaiblit et entrave les contractions du cœur, entraîne à sa suite une augmentation générale de l'organe, une véritable hypertrophie morbide, et, de plus, une diminution de consistance et de tonicité qui s'ajoute au reflux du sang dans le ventricule pour produire ces énormes dilatations qu'on observe toujours dans les insuffisances aortiques graves. — Ce n'est pas tout : l'inflammation et la congestion entretiennent le cœur dans un état d'excitabilité, d'hyperstimulation anormale, qui accroît celui qui dérivait, avant leur invasion, de l'activité exagérée de la nutrition interstitielle. Les contrac-

tions du ventricule redoublent d'énergie et de vitesse pour expulser le
sang qui afflue du poumon et qui reflue des artères; mais, comme
la cavité s'élargit toujours, elles deviennent incapables de la vider
à chaque systole, et la dilatation, augmentant de plus en plus,
finit par devenir monstrueuse : le cœur peut alors, sans hyperbole,
être comparé à un cœur de bœuf.

XXVI.

Ainsi le processus morbide inflammatoire ou congestif, quel que
soit son point de départ, fait entrer l'hypertrophie consécutive à
l'insuffisance des valvules aortiques dans une nouvelle phase, qui
constitue pour nous la seconde période de son évolution organo-
pathologique. Cette deuxième période est caractérisée par une turgescence vasculaire active qui siége dans les capillaires, augmente
le volume et le pôids de l'organe, ramollit ses parois, favorise la
dilatation du ventricule gauche, et prépare l'épuisement de sa contractilité, d'abord en modifiant d'une manière directe la fibre musculaire, et puis en produisant un état d'irritabilité qui s'oppose à
la régularité rhythmique des fonctions cardiaques. Lorsque l'hypertrophie ventriculaire est entrée dans sa deuxième période, elle y persiste ; elle ne revient presque jamais à son état primitif; elle tend
au contraire, alors même que le travail morbide inflammatoire s'atténue ou s'éteint, à passer dans une troisième période, qui est la
période de dégénérescence.

Les causes de cette progression incessante, de cet accroissement
indéfini de la turgescence vasculaire du cœur, se rapportent à
l'affaiblissement de la tension du sang dans les artères coronaires.
Personne, que nous sachions, ne s'est encore avisé d'étudier
les troubles que l'insuffisance aortique entraîne dans la circulation propre du cœur ; ils existent cependant, et ils jouent un
grand rôle dans la pathogénie des accidents de la maladie. Il im-

porte donc d'exposer le mécanisme de leur action avec quelques développements.

XXVII.

Dans l'état normal, lorsque le ventricule gauche se contracte afin de chasser l'ondée sanguine dans l'aorte, les valvules sigmoïdes, abaissées par la colonne de liquide qui pèse sur leur face supérieure, s'écartent pour livrer passage au sang, et se relèvent plus ou moins. La plupart des physiologistes avaient cru jusqu'à présent qu'elles s'appliquaient, au moment de la systole, contre les parois de l'aorte ; ils avaient même déduit de là l'usage des tubercules d'Arantius, qui s'opposaient, d'après eux, à une application immédiate de ces feuillets membraneux contre les parois aortiques, et permettaient au jet récurrent de les abaisser, au début de la diastole, en s'insinuant dans l'intervalle qu'ils laissaient entre le bord libre des valvules et la face interne du vaisseau. — Des expériences récentes de M. Bernard ont démontré que les choses ne se passent pas ainsi ; les valvules sigmoïdes se relèvent, mais ne s'appliquent jamais contre les parois de l'aorte. Il résulte de là que l'opinion des physiologistes qui prétendaient que le sang ne peut pas pénétrer dans les coronaires au moment de la systole ventriculaire, parce que leur orifice est bouché par le bord libre des valvules relevées, ne doit pas être admise. Du reste, presque toujours nous avons constaté sur le cœur des sujets soumis à notre examen que cet orifice était situé au-dessus du bord libre des valvules, et qu'il permettait toujours un accès facile au courant sanguin, même dans l'hypothèse où les valvules seraient complétement relevées.

Mais, quoique le sang chassé par le ventricule puisse pénétrer directement dans les coronaires, il faut bien reconnaître qu'alors l'irrigation des parois du cœur ne peut s'accomplir qu'imparfaitement, parce que, ainsi que l'a fait remarquer M. Brücke, pendant la contraction des parois charnues de ce viscère, les petits vaisseaux qui parcourent leur substance doivent être comprimés par les fibres musculaires qui se gonflent en se raccourcissant.

C'est surtout lorsque les valvules s'abaissent, que le sang, pressé par les parois élastiques des grosses artères, afflue en abondance dans le système des artères coronaires et dans le réseau des capillaires. C'est au moment de la systole artérielle et pendant la diastole ventriculaire, que s'opère complétement l'irrigation du tissu propre du cœur. M. Hyrtl, qui a discuté d'une manière très-approfondie, avec M. Brücke, la question du cours du sang dans les coronaires, pense que ce liquide afflue dans ces vaisseaux aussi facilement pendant la systole ventriculaire qu'après la clôture des valvules sigmoïdes. M. Brücke croit, au contraire, que le sang ne pénètre dans les coronaires qu'au moment de la diastole du cœur et pendant la systole artérielle. Ces deux opinions ont le tort d'être trop exclusives. Voici comment il nous semble qu'on doit comprendre la circulation propre du cœur.

Les valvules sigmoïdes, relevées par l'ondée sanguine que la contraction ventriculaire expulse dans l'aorte, impriment un ébranlement au liquide qui pressait sur leur face supérieure et le font ainsi pénétrer dans l'embouchure des coronaires. Depuis que M. Cl. Bernard a démontré que les valvules ne se relevaient pas complétement, il faut admettre que ce n'est pas d'une manière directe, mais par l'intermédiaire de ces soupapes mobiles, que le sang est chassé dans les coronaires, au moment de la systole ventriculaire. Mais la force avec laquelle il est lancé dans ces vaisseaux n'est pas assez considérable pour le faire arriver dans tout le système des réseaux capillaires, parce que ce réseau est comprimé par la contraction des fibres musculaires. Le sang ne peut arroser facilement que les parois des oreillettes, qui sont alors en diastole.

Pendant leur systole, les ventricules, pressant de toutes parts les capillaires, les veines et les veinules du cœur, expulsent le sang que contenaient ces vaisseaux, et le font affluer dans l'oreillette droite. La grande veine coronaire se dégorge avec d'autant plus de facilité, que la tension du sang est à son minimum dans l'étage supérieur du cœur.

En résumé, pendant la systole ventriculaire : afflux peu considérable du sang dans les artères du cœur, excepté dans celles des oreillettes ; expulsion de celui des capillaires et des veines dans l'oreillette droite. Donc les ventricules se débarrassent, en se contractant, du sang qui imbibe leurs parois, comme de celui qui circule dans leur cavité.

Au moment de la diastole, les valvules sigmoïdes s'abaissent, et supportent tout le poids de la colonne sanguine qui, arrêtée dans les capillaires généraux et pressée dans tous les troncs vasculaires par l'élasticité de leurs parois et la contraction de leurs fibres musculaires, tend à rentrer dans le ventricule d'où elle a été chassée. C'est alors, comme nous le disions plus haut, et comme l'admet M. Brücke, que s'opère véritablement l'irrigation du cœur. Tout favorise, pendant ce temps de repos, l'afflux du sang dans les artères, les artérioles et les vaisseaux capillaires : l'obstacle infranchissable que les valvules sigmoïdes opposent à la récurrence du sang, l'énergie systolique de l'aorte, de ses branches et de tout le système artériel, le relâchement et l'élongation des fibres musculaires des ventricules. A ce moment, il y a stase du sang dans la grande veine coronaire et dans ses rameaux afférents, qui ne peuvent se vider facilement, d'abord parce qu'ils ne sont pas comprimés par la contraction ventriculaire, et puis parce que, les oreillettes entrant en systole, le sang se trouve à son maximum de tension dans l'étage supérieur du cœur.

En résumé, pendant la diastole ventriculaire : turgescence vasculaire des parois du cœur, qui s'imbibent de sang, en même temps que la cavité des ventricules se dilate pour recevoir celui qu'un moment après leur systole expulsera dans le système artériel.—On peut dire que la systole active la circulation veineuse, et la diastole, la circulation artérielle du cœur.

D'après ce que nous venons d'exposer, il est facile de voir que la circulation propre du cœur s'opère principalement pendant la diastole ventriculaire, et que la tension du sang dans les coronaires est exactement mesurée par la tension du sang dans tout le système artériel. — Si la tension artérielle augmente ou diminue, celle des coronaires doit nécessairement diminuer ou augmenter dans les mêmes proportions.

XXVIII

En nous fondant sur les considérations physiologiques qui précèdent, nous allons rechercher quels sont les troubles que les lésions valvulaires aortiques déterminent dans la circulation propre du cœur.

Tout le monde sait que, si l'insuffisance des valvules de l'aorte ne s'accompagne pas d'un degré considérable de rétrécissement de l'orifice ventriculo-aortique, le pouls présente deux caractères remarquables, qui ont été bien décrits et physiologiquement interprétés par Corrigan : il est brusque, bondissant, comme produit par la détente d'un ressort ; mais il se laisse aussitôt déprimer, de telle sorte qu'on dirait que l'artère revient sur elle-même et s'aplatit, en se vidant de tout le sang qu'elle contenait. Or cette dépressibilité est l'indice d'un affaiblissement remarquable de la tension du sang dans le système artériel, tension qu'il faut bien distinguer, ainsi que l'a fait M. Cl. Bernard, de la pression cardiaque. Celle-ci, en effet, peut être augmentée au début de l'insuffisance, à cause du surcroît d'énergie que déploie le cœur pour expulser le sang qui rentre dans son ventricule gauche ; tandis que la pression artérielle est toujours diminuée, et cette diminution est d'autant plus grande que l'hiatus de l'insuffisance est plus considérable.

Lorsque le plancher des valvules aortiques est détruit en totalité ou en partie, l'obstacle qui s'opposait à la récurrence du sang dans le cœur, et qui faisait refluer énergiquement ce liquide vers les corouaires, fait défaut, et l'irrigation des parois du viscère, au moment de la diastole, tend à diminuer. Il en résulte que le courant sanguin, qui circule dans ses vaisseaux propres, est tout à la fois moins abondant et poussé avec moins de force. On peut dire que l'affaiblissement de la circulation interstitielle du cœur est en raison directe du diamètre de l'insuffisance. Pendant la systole, la rigidité des valvules, qui est dans presque tous les cas une conséquence de leur maladie, ne leur permet plus de communiquer à la colonne sanguine, qui presse sur leur face supérieure, l'ébranlement destiné à pousser une ondée de sang vers l'embouchure des artères cardiaques. De plus, cette rigidité brise la colonne de sang; le jet du liquide passe au-dessus de l'orifice des coronaires, et ne peut plus y pénétrer directement, comme il le ferait s'il n'existait point de valvules, ou si ces valvules s'appliquaient immédiatement contre la face interne de l'origine de l'aorte. — Si l'on veut bien reconnaître la justesse des considérations que nous venons de présenter sur la perturbation qu'entraine dans la circulation cardiaque la lésion aortique qui nous occupe, on admettra également qu'il existe là, pour cet organe, une nouvelle cause de congestion. Le cours du sang dans les coronaires tend, en effet, à se ralentir de plus en plus à mesure que l'hiatus de l'insuffisance s'agrandit; sa pression diminue, et il en résulte un affaiblissement proportionnel dans la circulation des capillaires. L'énergie de la *vis a tergo,* reconnue par tous les physiologistes comme une des conditions indispensables à la régularité de la circulation capillaire, décroît pendant la systole et pendant la diastole des ventricules, les canaux vasculaires s'engorgent, enfin le sang ne peut plus progresser des artères aux veines qu'avec une lenteur dont l'augmentation graduelle fait passer le tissu du cœur par toutes les phases de la stase sanguine et de la congestion passive. — Qu'à ces causes de ralentissement de la circulation du sang dans les capillaires on ajoute celles que nous avons mentionnées plus haut, et les effets fâcheux qui résultent pour le cours du sang des altérations des parois artérielles si fréquemment observées dans l'insuffisance ; on comprendra alors sans peine comment le cœur peut présenter une turgescence vasculaire, une congestion chronique, qui contribuent, sans aucun doute, à augmenter son volume et son poids, à épaissir ses parois, à exagérer, en un mot, les caractères de l'hypertrophie. Loin de nous la pensée de contester cette dernière lésion du cœur dans les insuffisances aortiques : elle est fatale et pour ainsi dire providentielle, surtout au début de la maladie ; mais on serait loin de la vérité, si on l'attribuait uniquement à la nutrition exagérée de la fibre musculaire.

XXIX.

Nous avons dit plus haut (XXVI) que l'évolution organo-pathologique de l'hypertrophie et de la dilatation du ventricule gauche, consécutives à l'insuffisance des valvules aortiques, présentait trois périodes : 1° une période d'hypertrophie et de dilatation simples et salutaires, qui augmentent le travail du cœur et peuvent compenser en partie le mauvais effet des altérations valvulaires ; — 2° une période d'hypertrophie et de dilatation compliquées d'inflammations et de congestions actives ou passives ; — 3° une période d'hypertrophie et de dilatation compliquées des lésions précédentes et d'une dégénérescence graisseuse plus ou moins étendue.

La dégénérescence graisseuse est très-fréquente dans les insuffisances aortiques : c'est un fait qui a été établi par les recherches microscopiques de MM. J. Paget et Stokes. Elle est le dernier terme de la désorganisation morbide dont les parois ventriculaires deviennent le siége, quand l'hypertrophie et la dilatation ne s'arrêtent pas à leur première période. Les causes de cette complication sont très-nombreuses ; mais il nous semble que l'affaiblissement progressif de la circulation interstitielle du cœur joue le plus grand rôle dans sa pathogénie, soit que cet affaiblissement dépende de l'insuffisance aortique elle-même, soit qu'il dépende en même temps des altérations de l'origine de l'aorte et des artères cardiaques. Or, comme ces altérations ont une marche essentiellement chronique, ainsi que la lésion valvulaire, il en résulte que ce n'est qu'à une époque très-avancée de la maladie du cœur qu'on observe la dégénérescence. — Lorsqu'elle a envahi tout l'organe, on remarque un amincissement très-considérable des parois, une dilatation énorme et une flaccidité telles que Plenderleath (voy. obs. 15) prétend que le cœur a l'apparence d'une vessie malade et épaissie. L'hypertrophie des parois est donc, dans cette phase ultime, remplacée par une atrophie ; mais la dilatation persiste et tend même à s'accroître, si la mort ne vient pas enlever subitement les malades.

XXX.

Nous n'avons pas encore parlé des lésions de l'innervation du cœur. C'est un sujet fort obscur, et sur lequel les pathologistes sont loin d'être d'accord. On sait que le principe des mouvements du cœur n'est placé ni dans la moelle épinière, ni dans le cerveau, ni dans les ganglions nerveux intra-cardiaques, puisque cet organe peut se contracter encore énergiquement lorsque tous ces centres d'innervation ont été détruits. Ce muscle fait une exception aux autres muscles de l'économie, qui puisent leur activité dans le centre nerveux céphalo-rachidien ou dans le grand sympathique. — Il semble démontré aujourd'hui que le cœur porte en lui-même son principe d'activité, et on admet généralement qu'il réside dans ses ganglions intrinsèques. On trouve en effet de petits centres médullaires non-seulement sur divers points du plexus cardiaque, mais encore dans la substance musculaire des ventricules et des oreillettes (Remak). Ces centres médullaires, constitués par des cellules apolaires et unipolaires (Kölliker), sont disséminés et situés si profondément, qu'il est difficile d'obtenir par des vivisections des preuves directes de leur influence sur les mouvements du cœur. — Quel

est le rôle qu'ils jouent dans la production des phénomènes pathologiques que nous avons énumérés? sont-ils, eux aussi, le siége de
congestions et de dégénérescences comme la fibre musculaire, ou se
conservent-ils intacts au milieu du travail désorganisateur qui les
entoure, pour animer encore jusqu'au dernier moment les parties
dont la contractilité n'a pas été atteinte? L'analyse pathologique ne
peut pas encore résoudre ces questions mystérieuses, et elle doit
s'arrêter à cette limite où les inductions ne reposent que sur des
hypothèses.

Mais, si la nature dérobe encore à nos investigations les actes élémentaires qui s'accomplissent sous l'influence du sang et des nerfs
trophiques au sein des cellules organiques, elle nous montre sous
mille aspects, et dans une infinité de circonstances, que le cœur subit à un haut degré l'effet réflexe des impressions qui se produisent
dans toutes les parties de l'organisme. Les expériences de Wilson
Philipp, de Legallois, et de beaucoup d'autres expérimentateurs,
ont mis hors de doute l'influence que les divers foyers d'innervation exercent sur le développement de la force contractile de l'organe. Le cœur est donc un centre de sympathies vers lequel con-
vergent plus ou moins, en passant soit par les filets du grand sympathique, soit par les nerfs pneumogastriques, les impressions qui
ont leur siége dans les différents organes.

En recherchant quelle est l'influence des nerfs sensitifs sur les
mouvements du cœur, M. Cl. Bernard, après avoir constaté qu'une
vive douleur peut déterminer un arrêt brusque des mouvements
du viscère, fait les réflexions suivantes, que nous transcrivons :
« Cette influence de la sensibilité sur les mouvements du cœur est
« un fait important à connaître : il est telles circonstances dans les-
« quelles elle peut être une cause de mort. Qu'on prenne par exemple
« un animal affaibli par l'abstinence, par une perte de sang, par une
« cause quelconque, l'arrêt du cœur, conséquence d'une sensation
« douloureuse, peut être chez lui définitif. C'est ainsi que peut se
« produire la syncope sous l'influence d'une douleur vive, peut-être

« d'une émotion morale. Les sensations extérieures exercent donc une
« action réflexe sur les organes intérieurs, notamment sur le cœur.
« Ce sujet a été, de notre part, l'objet d'études spéciales, en raison
« de l'intérêt qu'ont la physiologie et la médecine à connaître les phé-
« nomènes capables, dans certains cas, de devenir une cause de mort
« subite. » (*Leçons sur le système nerveux*, t. I.) — Les paroles de ce
célèbre physiologiste nous serviront de transition entre l'étude des
causes organiques qui préparent la mort subite dans l'insuffisance
aortique, et l'étude des causes occasionnelles qui la provoquent.

XXXI.

Mais, avant d'entrer dans l'exposition détaillée du mécanisme de
la mort subite, il importe de faire remarquer que l'évolution organo-pathologique du ventricule gauche, dont nous nous sommes
efforcé de déterminer les phases, s'accomplit sans entraîner dans
la circulation générale ces perturbations qu'on observe au plus
haut degré dans certaines maladies du cœur, et principalement dans
les lésions de l'orifice mitral. Nous croyons formuler une proposition
vraie, en disant que les lésions de l'orifice auriculo-ventriculaire
gauche et les lésions des cavités droites agissent sur la circulation
pulmonaire et veineuse, tandis que les troubles qui dérivent de
l'insuffisance aortique restent, dans la grande majorité des cas,
limités au système artériel et au ventricule gauche. — Les lésions
mitrales entravent surtout la circulation du poumon, et les lésions
aortiques la circulation propre du cœur; de là résulte la fréquence
des congestions pulmonaires dans les maladies de l'orifice mitral et
la fréquence des congestions cardiaques dans les lésions de l'orifice
aortique; de là résulte aussi la fréquence incomparablement plus
grande de la mort subite dans les lésions de l'orifice aortique que
dans les lésions de l'orifice mitral.

Nous avons vu que M. Gendrin (XIX) admet, dans la plupart des cas d'insuffisance aortique, une véritable hypertrophie de la valvule mitrale, et surtout des colonnes charnues de cette valvule. Dans un travail fort intéressant sur les relations qui existent entre les maladies du cœur et les maladies des reins, M. L. Traube, professeur de médecine à la Charité de Berlin, formule une opinion diamétralement opposée à celle du savant médecin de la Pitié ; il prétend avoir trouvé, dans certains cas d'insuffisance aortique, une dégénérescence atrophique des muscles papillaires du ventricule gauche. Les colonnes charnues étaient allongées, aplaties, sillonnées de lignes blanchâtres irrégulières, résultant, comme l'a démontré l'examen microscopique, de la transformation du tissu musculaire en tissu conjonctif. Les causes de cette atrophie sont, d'après le professeur Traube : 1° la tension des fibres musculaires, pressées par le sang, qui est arrêté par la valvule mitrale dans son mouvement de recul ; 2° l'insuffisance de la nutrition de ces muscles, dont les capillaires ne peuvent se remplir exactement pendant la diastole, car les pressions qu'ils subissent ont pour effet de rétrécir leur calibre et finissent par les oblitérer. (Voir, pour plus de détails, un très-bon résumé des travaux de Traube, par le Dr Picard, *Gazette hebdomadaire*, t. III.) — Les opinions de ces deux observateurs, quoique contradictoires, doivent être admises l'une et l'autre, car elles expriment deux phases du travail morbide qui s'accomplit dans les colonnes charnues de la valvule mitrale. Il est probable que, quand une terminaison brusquement fatale n'emporte pas les malades atteints d'insuffisance aortique, les muscles papillaires subissent la dégénérescence fibreuse, et que cette dégénérescence fibreuse atrophique s'étend aussi aux valves de la valvule mitrale, qui reçoit, comme l'a établi M. Luschka, une partie de ses vaisseaux des colonnes charnues. Or l'atrophie de cette valvule détermine son insuffisance, et c'est alors que peuvent naître ces lésions secondaires, hydropisies, congestions, etc., qui conduisent les malades à la cachexie cardiaque. Nous avons noté, dans une de nos observations (obs. 12), que les colonnes charnues de la valvule mitrale étaient plutôt atrophiées qu'hypertrophiées.

Les symptômes que présentent les malades, lorsque l'hypertrophie et la dilatation sont entrées dans leur période congestive ou dans leur période de dégénérescence, sont presque toujours localisés dans l'organe central de la circulation. Ils consistent en battements violents à la région précordiale, accompagnés d'oppression sous-sternale et d'une remarquable sensation de pesanteur vers le scrobicule du cœur, en une anxiété épigastrique revenant quelquefois par accès et allant jusqu'à la lipothymie ou jusqu'à une défaillance complète, quand le malade se livre à des mouvements exagérés. Nous apprécierons bientôt la valeur de tous ces phénomènes au point de vue du pronostic.

XXXII.

Nous avons laissé pressentir que pour nous, la véritable cause organique de la mort subite dans l'insuffisance des valvules sigmoïdes était l'hypertrophie et la dilatation du ventricule gauche, compliquées de congestions ou de dégénérescences. Du moment que ces lésions se sont produites, le malade est dans l'imminence de la mort subite. Ce mode de terminaison ne survient jamais, en effet, chez les sujets qui n'ont, consécutivement à l'inocclusion des valvules de l'aorte, qu'une hypertrophie et une dilatation modérées. Toutes nos observations prouvent ce fait d'une manière catégorique : dans tous les cas de mort subite que nous avons rapportés, les auteurs ont noté une dilatation énorme, etc. — Si on nous objecte que la congestion que nous admettons est hypothétique, nous répondrons qu'elle a pu disparaître dans l'intervalle qui s'est écoulé entre la terminaison fatale et l'autopsie. C'est un fait qui se produit tous les jours dans des congestions externes appréciables *de visu* : vingt-quatre heures après la mort on n'en trouve plus de traces. Nous sommes convaincu que si l'ouverture des cadavres était faite immédiatement après la cessation de tous les signes de la vie, on trouverait que les parois du ventricule gauche sont gorgées de sang comme sa cavité. D'ailleurs James Black (obs. 10) a noté que l'hémisphère gauche était d'une teinte vasculaire livide, que les parois du ventricule gauche étaient très-vasculaires et que leur coupe ressemblait à celle d'un utérus récemment gravide.

Ceci étant admis, exposons le mécanisme de la mort subite. — Le cœur est, disions-nous plus haut, un centre de sympathies auquel viennent aboutir, par un mouvement réflexe, toutes les impressions de l'organisme : que ces impressions soient morbides ou physiologiques, qu'elles aient leur point de départ dans le cerveau, dans la moelle épinière ou dans les viscères animés par le grand sympathique, que le sujet en ait eu ou n'en ait pas eu conscience. Ces mouvements réflexes s'accomplissent à l'état normal avec une fréquence et une intensité qu'on ne peut expliquer souvent que par une prédisposition individuelle ; mais, dans les maladies du cœur, cette susceptibilité de l'organe à recevoir le contre-coup des impressions qui ébranlent l'économie s'exagère à un haut degré, soit parce qu'il est le siége d'une hyperstimulation anormale, soit parce que les lésions de ses orifices ont troublé l'équilibre de la circulation dans ses cavités. C'est ainsi qu'on peut se rendre compte des effets funestes qui résultent, pour les individus atteints d'une maladie du cœur, des commotions morales et de toutes les affections de l'âme, qui sidèrent rapidement ou qui épuisent peu à peu les centres de l'innervation. La fatigue qui provient des efforts ou d'un exercice musculaire exagéré, la débilité générale consécutive aux excès qui dépensent une grande somme d'influx nerveux, comme les excès vénériens, produisent des résultats identiques ; car la surexcitation anormale et momentanée qu'elles déterminent dans les contractions du cœur est promptement suivie d'une période plus ou moins longue de collapsus.

Toutes ces causes accidentelles que nous venons d'énumérer peuvent entraîner la mort subite chez les individus atteints d'insuffi-

sance aortique, de dilatation et d'hypertrophie du ventricule gauche.
Voici comment :

Sous l'influence d'une de ces causes, la systole ventriculaire
s'affaiblit, devient incomplète et n'expulse dans le système artériel
qu'une fraction du sang, qui s'est accumulé dans la cavité ventriculaire au moment de la diastole. Mais l'élasticité et la contractilité de
l'aorte et de ses branches ne sont point diminuées ; elles réagissent
sur la colonne sanguine et poussent un jet récurrent à travers
l'hiatus de l'insuffisance avec la même énergie qu'auparavant. —
Il s'ensuit que, dès la seconde systole, le cœur est surchargé par une
masse de sang plus considérable qu'à l'instant où il a été surpris par
l'action débilitante de la cause accidentelle. S'il récupère son énergie,
l'équilibre circulatoire peut se rétablir ; mais, si sa faiblesse con-
tinue, l'entrave augmente, et la quantité de sang qui s'accumule
dans sa cavité s'accroît à chaque mouvement systolique, et à chaque
réaction de l'aorte sur la colonne liquide qui n'est plus soutenue par
le plancher des valvules aortiques. — L'accumulation dans la cavité
ventriculaire de ce sang, qui provient tout à la fois des poumons et
des artères efférentes, dilate donc de plus en plus le ventricule
gauche : il ne peut plus revenir qu'imparfaitement sur lui-même,
non-seulement parce que sa contractilité est affaiblie par la cause
accidentelle qui a agi primitivement sur lui, mais encore parce qu'il
s'épuise, et surtout parce que ses parois se congestionnent à mesure
que son activité systolique diminue. — Cet engorgement des parois
ventriculaires par le sang qui circule dans leur épaisseur, marche
parallèlement à l'engorgement de la cavité : c'est un fait très-important à remarquer, et sur lequel nous appelons d'une manière spéciale toute l'attention du lecteur. Voici comment il se produit : Le
ventricule dilaté par le sang qui le surcharge ne se vide qu'en
partie ; sa systole est incomplète. Or, comme il faut une contraction
énergique, un raccourcissement complet de chaque fibre musculaire
pour expulser le sang qui circule dans le réseau des capillaires, et
faciliter le dégorgement de celui qui se meut dans les veines coro-

naires dépourvues de valvules, il en résulte que ces vaisseaux restent obstrués, et que leur obstruction augmente à mesure que la contraction systolique diminue. Une autre cause qui tend à favoriser cette stagnation du liquide dans la paroi ventriculaire; c'est l'affaiblissement de la *vis a tergo*, qui est, comme nous l'avons dit plus haut, la conséquence de l'inocclusion des valvules semi-lunaires.

Ainsi, quand une cause de débilité atteint directement ou par mouvement réflexe un cœur placé dans les conditions morbides que nous avons signalées, au bout de quelques systoles, c'est-à-dire en quelques secondes, la cavité ventriculaire est dilatée outre mesure, surchargée de sang, et ses parois sont engorgées dans la même proportion. — Le ventricule peut-il alors revenir à son état primitif par une violente réaction? Cela n'est pas impossible, et il est probable que la défaillance momentanée de son énergie contractile n'est pas toujours suivie de mort. Nous maintenons cependant qu'à ce moment suprême, le malade est suspendu entre la vie et la mort, et qu'il est plus près de la mort que de la vie. — N'est-il pas évident en effet qu'alors la cessation définitive des mouvements du cœur est imminente? — Ce n'est pas impunément que les parois du ventricule deviennent le siége de cette turgescence vasculaire : il se produit là un phénomène analogue à celui qu'on observe dans ces cas d'inertie de la matrice, où la faiblesse et la lenteur des contractions se rattachent à l'engorgement sanguin et à la pléthore des parois utérines. Plus les parois ventriculaires se congestionnent, plus leur contractilité s'affaiblit. A cette cause de collapsus progressif, ajoutez l'excessive distension de la cavité ventriculaire qui engourdit en quelque sorte et paralyse toute force de contraction. — Cette distension passive a produit l'engorgement vasculaire des parois, et, à son tour, l'engorgement vasculaire des parois tend à accroître la dilatation, en anéantissant peu à peu la résistance tonique et la contractilité des fibres musculaires. Il y a là, comme dans beaucoup de cas pathologiques, aggravation indéfinie de la cause par l'effet. —

Une circonstance qui contribue encore à épuiser l'énergie du ventricule, et qui hâte la cessation absolue de ses contractions, c'est le volume exagéré qu'il acquiert, c'est le poids énorme qui résulte de l'accumulation du sang dans ses parois et dans sa cavité, c'est la quantité de travail dépensée en pure perte pour exécuter les mouvements de totalité qui sont inséparables de sa systole et de sa diastole.

Donc, par le mécanisme que nous venons d'analyser, de systole en systole et de seconde en seconde, le cœur est entraîné vers une syncope mortelle. Combien de temps dure la succession de ces phénomènes ? Il est difficile de le fixer d'une manière précise ; mais nous croyons qu'après quelques secondes, trois ou quatre minutes au plus, toute vie a cessé. N'est-ce pas là le type de la mort subite ? — Remarquez qu'au moment où le cœur est encore agité de ces impuissantes convulsions qui précèdent son arrêt définitif, le bulbe rachidien et les centres nerveux ne reçoivent déjà plus le liquide sanguin où ils puisent le principe de leur activité. Ils sont frappés de paralysie ; le jeu des puissances respiratoires est aboli ; toutes les forces musculaires tombent dans un état de résolution générale dont rien ne les pourra tirer. C'est l'image de la mort ; mais dans un instant ce sera la mort elle-même, car les tressaillements ultimes du cœur n'expulseront plus dans l'aorte qu'un flot de sang qui retombera de tout son poids dans l'énorme cavité ventriculaire qu'il vient de quitter. — Les oscillations du sang, du cœur à l'aorte et de l'aorte au cœur, sont les dernières manifestations de la vie. Peu à peu elles diminuent et s'arrêtent comme les oscillations d'un pendule ; et dès lors, liquides et solides, tout est saisi par l'immobilité de la mort.

XXXIII.

La mort subite peut survenir chez les sujets atteints d'insuffisance aortique, dans les circonstances les plus variées, et sous l'influence

d'une multitude de causes occasionnelles. — On s'étonnera peut-être
d'apprendre que ces sortes de malades meurent quelquefois pendant
le sommeil , et que , sans se réveiller, ils passent subitement de la
vie à la mort ; et on nous demandera où nous trouvons , au milieu
de ce calme et de cet engourdissement de tous les organes, les
causes occasionnelles capables de provoquer ce mode de terminaison funeste. Nous répondrons que, si pendant le sommeil les sens
dorment, l'esprit veille ; et la preuve qu'il veille, c'est que nous rê-
vons. Que le rêve soit une simple conception de l'entendement, une
combinaison involontaire d'images et d'idées, comme quelques psy-
chologistes le prétendent ; ou bien qu'il consiste en une série de
sensations d'une nature particulière, mais plus ou moins analogues
aux perceptions dont les sens sont les instruments dans l'état de
veille, peu importe ; nous n'avons point ici à rechercher sa nature.
Ce que nous tenons à constater, au point de vue où nous nous plaçons
actuellement , c'est que , pendant le sommeil , sous l'influence des
rêves ou des modifications obscures qui s'opèrent dans les organes
de la vie nutritive, des phénomènes réflexes peuvent se produire.
Pour s'en convaincre, il suffit d'observer le sommeil des personnes
dont la sensibilité cérébrale a été exaltée par des affections morales
tristes ou gaies , une contention d'esprit soutenue, des veilles pro-
longées , ou des boissons qui, comme le café et le thé , stimulent
spécialement le cerveau ; on voit se produire chez elles des contractions brusques et comme convulsives des muscles; et ces contractions
sont quelquefois assez fortes pour imprimer aux diverses parties du
corps des mouvements qui réveillent en sursaut. — Du côté des organes internes, mêmes phénomènes réflexes : la respiration devient
parfois suspirieuse , entrecoupée, haletante ; le cœur précipite ses
battements , qui se changent en palpitations douloureuses ; il semble qu'un poids énorme pèse sur la région épigastrique; l'anxiété est
extrême, et le sommeil finit par un réveil en sursaut. — Ces derniers
phénomènes constituent le cauchemar: or le cauchemar est une des
variétés du sommeil morbide qu'on observe le plus fréquemment

dans les maladies du cœur. Il est à remarquer en effet que les malades atteints de ces affections organiques respirent plus librement pendant la veille que quand ils sont endormis ; leur repos est incessamment troublé par des rêves effrayants, qui revêtent tous plus ou moins le caractère d'angoisse épigastrique que nous venons de décrire ; et ils se réveillent brusquement, en proie à des palpitations et à un accès violent de dyspnée. —Le cœur malade suscite les rêves qui font redouter la nuit au patient, et les rêves à leur tour réagissent par réflexion sur le cœur qu'ils agitent tumultueusement. N'y a-t-il pas dans ces phénomènes réflexes qui partent tantôt du cerveau et de la moelle épinière, et tantôt des centres nerveux organiques, des causes assez intenses pour affaiblir, à un moment donné, les systoles ventriculaires, et entraîner cette série d'accidents qui se terminent en quelques secondes par une syncope mortelle ? — Quelquefois la mort survient au moment du réveil en sursaut ; et entre le sommeil et la mort, pendant un instant fugitif, le malade reprend possession de lui-même, et d'une vie qui va lui échapper. D'autres fois, plongé dans la torpeur d'un sommeil profond, il n'a conscience ni de sa vie, ni du danger qui le menace ; il est encore dans le monde des rêves, quand l'activité cérébrale s'éteint tout à coup, par suite de la cessation brusque de l'afflux du sang dans les vaisseaux encéphaliques.

XXXIV.

Il n'est pas toujours possible de saisir la cause occasionnelle de la mort subite, il n'est pas toujours facile d'analyser ou d'expliquer le mode d'action de toutes celles que l'on observe ou que l'on suppose. Quand on n'en découvre pas, la raison nous dit qu'il en faut toujours admettre une ; car pourquoi un cœur, très-malade il est vrai, mais qui cependant fonctionnait tout à l'heure et pouvait encore fonctionner longtemps, s'arrêterait-il ainsi tout à coup ? —

13

Nous avons vu que dans quelques cas la mort subite a été provoquée par un simple changement de position, que d'autres fois les malades sont morts au milieu d'une conversation. Ces circonstances sont si légères en apparence et si peu capables de provoquer une terminaison aussi brusquement fatale, qu'on aurait peine à comprendre qu'elles pussent jouer le rôle de cause occasionnelle, si l'on ne s'était pas préalablement pénétré de cette idée que les conditions organo-pathologiques dans lesquelles le cœur se trouve placé par le fait d'une insuffisance aortique, et qui agissent depuis longtemps à l'insu du malade et du médecin, sont de nature à faire naître cet accident redoutable sous l'influence d'une perturbation quelconque qui entrave momentanément l'exercice morbide de l'organe. Il ne faut pas oublier en effet que la gravité des causes occasionnelles dépend tout à la fois de leur nature elle-même et de l'état patho-logique de l'organe sur lequel elles concentrent leur action pertur-batrice. C'est une déduction pathogénique qui ressort si manifeste-ment des phénomènes qui s'accomplissent chez l'homme soit dans l'état de santé, soit dans l'état de maladie, qu'il est inutile d'y in-sister longuement. — Mais on peut se demander si la cause occa-sionnelle que nous admettons dans tous les cas, quoique l'observa-tion ne permette pas toujours de constater son existence, arrête immédiatement les contractions du cœur, ou les fait passer par cette série décroissante d'énergie systolique qui favorise simultanément la congestion des parois et l'engorgement des cavités gauches. Nous croyons que dans tous les cas le cœur s'arrête par le mécanisme que nous avons indiqué plus haut (XXXII).

Les causes morales, qui occupent une si grande place dans la pa-thogénie des maladies du cœur, n'agissent pas toutes de la même manière. Les affections chroniques de l'âme, comme la tristesse, la nostalgie, etc., affaiblissent tout l'organisme, soit en débilitant chaque jour le système nerveux, soit en anéantissant peu à peu la force digestive de l'estomac, soit en troublant à la longue les fonc-tions cardiaques, et par leur intermédiaire les fonctions de l'hématose et les actes plus généraux et plus élémentaires de l'assimilation. Par toutes ces voies, elles conduisent les malades à la cachexie. — Les émotions morales qui se développent au contraire d'une manière instantanée, comme la terreur, la colère, etc., celles qui dépriment tout à coup par leur violence et par leur soudaineté les fonctions du système nerveux, deviennent la source d'un danger immédiat chez les sujets atteints d'une maladie du cœur, mais surtout d'une insuffisance aortique. Tout leur effet s'accumule en un instant inappréciable sur l'organe malade par la convergence des mouvements réflexes qu'elles suscitent dans les centres nerveux. Les accidents qu'elles produisent participent de leur nature ; ils sont brusques et instantanés ; aussi peuvent-elles facilement devenir une cause occasionnelle de mort subite. — Mais on se ferait une idée incomplète du mode d'action de ces causes, si on ne tenait compte que des phénomènes de sidération du système nerveux.

Pénétrons plus avant dans l'analyse des phénomènes qui succèdent à une commotion morale violente, et, pour être plus précis, prenons un exemple. — Un individu est tout à coup frappé d'une terreur profonde à la vue d'un danger qui vient de menacer ses jours ; que se passe-t-il en lui ? Il pâlit, il frissonne, il est pris d'une faiblesse qui peut aller jusqu'à la résolution générale des forces musculaires. Toutes les parties du corps peuvent se refroidir et s'amoindrir comme dans le stade de froid d'un accès de fièvre intermittente. N'allez pas croire que la pâleur tient uniquement à la faiblesse des contractions du cœur, qu'elle résulte d'un commencement de syncope ; sans doute il en peut être ainsi dans quelques cas, mais, comme elle n'est pas toujours en rapport avec l'affaiblissement des systoles du cœur, qui sont alors assez énergiques pour donner lieu à des mouvements désordonnés de l'organe, nous nous croyons fondé à penser qu'elle est produite par une contraction instantanée des capillaires, qui s'opère sous l'influence d'une action réfléchie des centres nerveux vers les nerfs vaso-moteurs. Il résulte de cette contraction que le sang, expulsé de l'immense réseau des capillaires, fuit la périphérie du corps. Où va-t-il? Dans les grosses veines du tronc et dans tous les organes splanchniques où il s'accumule. — Ainsi, à la sidération du système nerveux, s'ajoute la concentration de la circulation des extrémités vers le centre. Les cavités droites et les poumons surchargés du sang, dont la tension augmente dans tout le système veineux et par conséquent dans les veines coronaires, déversent tout à coup ce trop-plein dans les cavités gauches, qui se trouvent alors surchargées, elles aussi, d'une quantité insolite de liquide. — S'il existe une inocclusion des valvules, l'engorgement simultané des parois et des cavités, cause d'arrêt du cœur et de syncope mortelle, peut se produire. Comment en effet les parois ne s'engorgeraient-elles pas, quand, d'un côté, leurs veines ne peuvent plus se vider qu'imparfaitement dans l'oreillette droite, que, d'un autre côté, la tension du sang diminue à chaque instant de plus en plus dans tout le système artériel, et qu'en troisième lieu, la force contractile du cœur est frappée de stupeur par le contre-coup de la commotion qui se réfléchit sur son système nerveux?

Pendant l'effort, quelles que soient sa durée et son intensité, le sang ne peut pas circuler librement dans les capillaires du poumon, car ces vaisseaux sont comprimés outre mesure par l'air enfermé dans les cellules aériennes, où il est soumis à une haute pression. De proche en proche, il s'accumule dans tout le système veineux et dans les capillaires, comme le démontrent la turgescence vasculaire des téguments, leur rougeur et le gonflement de quelques veines sous-cutanées. Il est aussi forcé de s'arrêter dans la grande veine coronaire; et c'est là, comme dans le cas précédent, une nouvelle cause de congestion des parois du cœur chez les individus atteints d'insuffisance aortique. — Pendant l'effort, les contractions systoliques du cœur sont très-énergiques; mais le surcroît d'activité qu'elles sont obligées de déployer pour rétablir l'équilibre de la circulation dans les poumons et dans les capillaires généraux, surtout dans les capillaires des muscles contractés, les épuise, et leur action violente est suivie d'une réaction qui peut être funeste au malade. Il s'ensuit que pendant l'effort, ou aussitôt après l'effort, commence la période de collapsus du cœur et l'engorgement simultané des parois et des cavités gauches, qui en est la conséquence. C'est ainsi que l'effort peut devenir une cause occasionnelle de mort subite chez les individus atteints d'insuffisance aortique.

XXXV.

On a dû remarquer que, dans les quatre dernières observations (XXI), on avait trouvé à l'autopsie des fractures ou des rétroversions des valvules semi-lunaires. Comme nous ne sommes pas bien édifié sur ce que Thomas Hodgkin décrit sous le nom de rétroversion, et que les détails du fait que nous lui avons emprunté ne sont pas assez précis pour nous donner une idée nette de la lésion mentionnée, nous ne parlerons que des fractures valvulaires, qui sont incontestables dans les observations 12, 13 et 15. — On doit se demander quelle part un pareil accident, qui doit être instantané, peut prendre dans la production de la mort subite. La mort arrivet-elle immédiatement après que la fracture s'est effectuée ? Dans certains cas, il en doit être ainsi ; mais il faut que la cavité ventriculaire soit très-dilatée, et que les parois soient affaiblies par la congestion de leur tissu ou par la dégénérescence des fibres musculaires. Dans l'observation de Plenderleath (obs. 15), il est probable que les efforts que le malade faisait pour aller à la garde-robe ont déterminé la rupture d'une des valvules semi-lunaires, et que l'énorme quantité de sang qui s'est précipitée tout à coup, à travers l'hiatus de l'insuffisance ainsi agrandi, dans le ventricule gauche dilaté et atrophié tout à la fois, a entraîné une paralysie instantanée et définitive du cœur. — Mais les choses ne doivent pas toujours se passer de la même manière : si le cœur n'est pas opprimé par la surabondance du sang qui reflue à travers l'hiatus que vient élargir la rupture valvulaire, la mort subite ne se produira pas immédiatement après l'accident. Toutefois le malade se trouvera dans les conditions d'opportunité les plus favorables à son invasion ; on le comprendra facilement, si on veut bien remarquer que la rupture valvulaire détermine un brusque abaissement de la tension du sang dans le système des artères coronaires, et que cet abaissement favorise la congestion des parois, lesquelles, surprises par le flot de sang qui les distend tout à coup, ne peuvent plus se contracter qu'avec peine, et n'évacuent qu'incomplétement la cavité qu'elles circonscrivent. On peut donc dire que si la rupture valvulaire ne produit pas immédiatement la mort subite, toutes les circonstances qui l'accompagnent sont très-propres à donner l'impulsion à cette série de phénomènes caractérisés par l'engorgement simultané des parois et des cavités gauches qui, d'après notre manière de voir, entraîne la mort subite dans l'insuffisance des valvules sigmoïdes de l'aorte.

Pour terminer ce que nous avons à dire sur les causes de la mort subite dans cette maladie, nous devons ajouter que nous avions pensé qu'elle pouvait être produite par une embolie des coronaires, qui aurait paralysé le cœur, en le privant tout à coup du stimulant nécessaire à sa contraction ; mais, dans aucune observation, on ne mentionne l'oblitération de ces artères. Du reste, nous faisons bon marché de cette vue *a priori* et toute hypothétique : il n'est nullement prouvé que la mort subite puisse avoir lieu par le fait seul de l'embolie d'une des coronaires.

CHAPITRE II.

Du pronostic de l'insuffisance des valvules semi-lunaires de l'aorte.

XXXVI.

Le chapitre du pronostic et celui du traitement doivent être considérés comme le corollaire de nos considérations sur les causes de la mort dans l'insuffisance aortique. Ils sont le résumé clinique et pratique de la théorie exposée dans les pages précédentes. —De toutes les maladies du cœur, il n'en est aucune dont le pronostic soit plus difficile à établir que celui de l'insuffisance aortique ; il n'en est aucune qui expose le médecin à plus de déceptions. C'est une maladie qui est essentiellement perfide et insidieuse, parce que les lésions qui préparent la mort subite se développent sans bruit, et sans faire naître des manifestations morbides qui puissent donner une mesure exacte de leur gravité. Comme nous le disions au commencement de cette dernière partie de notre travail, il existe des insuffisances qui sont bénignes et qui peuvent rester bénignes, si le travail pathologique qui les a produites s'éteint et ne se reproduit pas, si le malade se trouve placé dans les conditions constitutionnelles ou hygiéniques les plus propres à prévenir l'invasion des accidents épiphénoméniques qui font entrer le cœur dans cette phase où l'hypertrophie et la dilatation tendent à s'accroître indéfiniment. Et même, en supposant que le clinicien pût constater les signes locaux qui indiquent que l'affection cardiaque ne place pas actuellement les malades dans l'imminence d'un danger sérieux, il serait toujours prudent de faire des réserves pour l'avenir ; car il ne faut pas oublier que l'équilibre circulatoire rétabli par l'hypertrophie compensatrice est essentiellement instable, et qu'il peut être troublé par une multitude d'états pathologiques dont il est impossible de prévoir l'invasion, quels que soient du reste leurs rapports avec l'état morbide primitif.

Il faut tenir grand compte, dans l'appréciation générale des signes favorables ou défavorables, de la constitution des individus atteints d'insuffisance, de leurs prédispositions morbides et de l'état d'intégrité ou de maladie de tous les organes et de tous les appareils, mais principalement des organes de l'hématose, du système artériel et du système nerveux.

L'aptitude de l'organisme à contracter des inflammations pulmonaires sous l'influence des causes les plus légères est d'un mauvais augure ; car ces inflammations retentissent toujours d'une manière fâcheuse sur l'organe central de la circulation, en favorisant la stase du sang dans les cavités droites, dans tout le système veineux et secondairement dans les veines du cœur. La gêne que ces maladies entraînent dans la circulation pulmonaire, qui fait équilibre à la circulation générale, joue le premier rôle dans la pathogénie des anasarques, des hydropisies, des congestions passives des organes encéphaliques ou abdominaux, qui se montrent quelquefois, quoique rarement, dans les insuffisances aortiques. — Les attaques réitérées de rhumatisme articulaire aigu doivent faire redouter les complications du côté du cœur et de ses annexes ; car le propre de ces complications est de susciter un travail morbide qui accélère la marche de l'hypertrophie et de la dilatation, ou bien de réveiller celui qui existait déjà, et de faciliter son extension vers des organes qu'il avait respectés jusqu'alors. Ainsi les péricardites qui surviennent chez les individus atteints d'insuffisance aortique sont en général excessivement graves, soit parce que la phlegmasie de la séreuse se propage au tissu musculaire, soit parce que l'abondance de l'épanchement entrave les mouvements du cœur, soit enfin parce que les adhérences consécutives qui s'organisent entretiennent un état de congestion qui aggrave et perpétue la turgescence vasculaire dont l'organe était déjà le siége avant l'inflammation du péricarde. —

La susceptibilité exagérée du système nerveux, qui le prédispose à réagir, par des mouvements réflexes violents et désordonnés, contre l'action plus ou moins perturbatrice des causes physiques ou morales, place les malades atteints d'insuffisance aortique dans des conditions fâcheuses. Leur cœur, qui est le siége d'une hyperstimulation anormale, devient alors un centre vers lequel tendent toutes les sympathies morbides. Or la convergence de toutes les sympathies morbides vers le même point est toujours la cause occasionnelle d'un désordre fonctionnel qui peut entraîner immédiatement la mort subite ou aggraver les lésions organiques qui la préparent.

Telles sont les circonstances pathologiques qui, constatées ou devinées par le médecin, nous semblent de nature à modifier le pronostic de l'insuffisance dans un sens défavorable, alors même que les signes locaux ou l'état général de la santé du malade n'inspireraient pas de craintes sérieuses au moment de son examen. — Mais, comme elles sont pour ainsi dire étrangères à la maladie elle-même, elles ne peuvent pas fournir de notions aussi précises que celles qui dérivent des symptômes de la maladie et qui se déduisent de leur intensité, de leur marche et de leur étendue. — C'est en appréciant, au point de vue du pronostic, les signes que nous allons énumérer, que le praticien pourra s'éclairer sur la gravité et sur l'issue de la maladie.

Le choc de la pointe du cœur à plusieurs travers de doigt en dehors de la ligne verticale du mamelon, et dans les septième ou huitième espaces intercostaux ; l'énergie de son impulsion, qui soulève une étendue considérable de la région précordiale ; l'absence de la sonorité normale dans tous les points de cette région, sont des signes du plus mauvais augure. Ils indiquent en effet que l'hypertrophie et la dilatation du ventricule gauche sont arrivées à ce degré où la mort subite, par cessation brusque des mouvements du cœur, devient imminente.

On ne peut en général fonder que des prévisions incertaines sur les bruits anormaux ; toutefois, quand on constate au premier temps et à la base un bruit de souffle rude et râpeux, on peut en conclure qu'il existe un rétrécissement de l'orifice aortique ou une rigidité très-grande de ses valvules. C'est là un mauvais signe ; car la coarctation de l'orifice de l'aorte exige de la part du ventricule gauche un surcroît d'énergie qui l'épuise ; et, en opposant un obstacle au passage de l'ondée sanguine, elle favorise la stagnation du sang dans la cavité ventriculaire gauche, et sa dilatation qui en est la conséquence. — S'il existait, en même temps qu'un bruit de souffle au premier temps et à la base, un bruit de souffle également au premier temps, mais à la pointe ; et surtout si l'on s'était bien assuré que ce dernier bruit n'est pas le retentissement du premier, il en faudrait induire que l'insuffisance aortique est compliquée d'une insuffisance mitrale. Cette complication peut être considérée comme une circonstance fâcheuse, quoiqu'elle ne nous semble pas prédisposer le malade à la mort subite d'une manière directe. — Le bruit de souffle au second temps, perçu au niveau du bord inférieur de la troisième côte, près du sternum, où il acquiert son maximum d'intensité, est, aux yeux de tous les pathologistes, pathognomonique de l'inocclusion des valvules de l'aorte. Il est doux, prolongé, comme aspiratif ; quelquefois cependant il est musical et piaulant. Ce dernier caractère indique en général que le sang passe à travers un pertuis très-étroit ; et s'il constitue un mauvais signe quand le bruit de souffle dépend d'un rétrécissement, on peut être fondé à le trouver favorable quand il s'agit d'une insuffisance, car un hiatus qui est étroit ne laisse refluer qu'une quantité peu considérable de sang dans la cavité que vient de quitter ce liquide.

Lorsque le bruit de souffle rude et râpeux du premier temps se prolonge sur le trajet de l'aorte, en conservant les mêmes caractères et sans diminuer d'intensité, il indique presque toujours une altération profonde des parois du vaisseau ; il faut le regarder comme un mauvais signe. Morgagni et Santorini ont cité plusieurs exemples de mort subite qui ne reconnaissait pour cause que la présence de lames osseuses dans une grande étendue de l'aorte (*de Sed. et caus. morb.*, lettre 26).— Lorsqu'on constate également un bruit de souffle rude et râpeux sur le trajet des artères de moyen calibre éloignées du cœur, on en peut conclure qu'il existe une altération générale du système artériel. Le pronostic de cette altération est grave, surtout quand la maladie s'est étendue aux artères de la base du crâne, ce qu'indique la présence d'un bruit de souffle intense sur le trajet des vertébrales, dans la cavité orbitaire, ou au niveau de la ligne courbe occipitale inférieure. Nous avons lu dans un numéro de la *Gazette de Londres* un cas de mort subite par rupture de l'artère basilaire au voisinage du bulbe. Il est admis par tout le monde que les altérations des parois artérielles sont une cause fréquente d'embolie ou d'oblitération *in situ*, et qu'elles prédisposent soit à l'hémorrhagie, soit au ramollissement cérébral.

Nous avons vu dans nos recherches historiques que le Dr Corrigan considérait la fréquence du pouls dans l'insuffisance aortique comme un signe favorable de la maladie. Il fondait son opinion sur un fait qui est très-contestable, à savoir : que plus l'intervalle qui sépare deux systoles du cœur est considérable, plus est grande la quantité de sang qui peut refluer, pendant le repos du cœur, dans la cavité ventriculaire. On pourrait répondre au médecin d'Édimbourg que quand les systoles se multiplient dans l'insuffisance aortique, elles sont en général plus énergiques; par conséquent la réaction de l'aorte et de ses branches sur la colonne sanguine est plus intense, et la violence du reflux à travers l'hiatus compense, sous le rapport de la quantité du liquide, la durée pendant laquelle il peut refluer dans la cavité du ventricule gauche. Mais ce n'est pas l'objection la plus sérieuse. A notre point de vue, la fréquence du pouls dans cette maladie doit être considérée comme un signe très-fâcheux, parce qu'elle traduit l'état d'hyperémie active dont le cœur est le siége. Or cette hyperémie, quelle que soit son origine, est une des causes qui contribuent le plus puissamment à détruire les effets salutaires de l'hypertrophie compensatrice, en affaiblissant directement la fibre musculaire, comprimée, dans ces cas, par la réplétion insolite des réseaux capillaires qui l'entourent. Du reste, c'est une règle générale qu'on ne doit jamais perdre de vue, que la fréquence des diastoles artérielles est un mauvais signe dans toutes les maladies sans exception.

La dépressibilité du pouls qu'on observe à son plus haut degré, quand l'hiatus de l'insuffisance est très-large, doit être regardée comme un signe d'un fâcheux augure, car elle est l'indice d'un affaiblissement très-grand de la tension du sang dans tout le système artériel, et notamment dans le système artériel des vaisseaux propres du cœur. Cette diminution de la tension artérielle favorise l'engorgement et la dégénérescence des parois cardiaques et prépare leur paralysie, qui est suivie d'une syncope définitive. — Le retard du pouls radial sur le choc de la pointe, signalé pour la première fois par Henderson, n'a aucune valeur pronostique, surtout quand le pouls est lent; ce n'est là que l'exagération modérée d'un fait qui existe à l'état normal. Cependant, si le pouls était fréquent, et si le défaut d'isochronisme entre le choc de la pointe du cœur et le choc de l'artère au poignet s'accusait au point de laisser entre eux un long intervalle, on pourrait peut-être en conclure qu'une altération des tubes artériels s'oppose à la libre progression de la colonne sanguine dans leur intérieur.

Parmi les troubles fonctionnels, les accès de dyspnée, surtout lorsqu'ils s'accompagnent de palpitations violentes et d'une sensation particulière, que le malade compare à la chute d'un corps pesant sur le diaphragme, au niveau de la région précordiale, doivent être considérés comme un mauvais signe. Ils indiquent presque toujours qu'un raptus sanguin plus ou moins intense s'opère vers les parois du cœur; mais ils sont d'un présage moins funeste que les défaillances ou les syncopes. — La syncope, qui est extrêmement grave dans toutes les maladies du cœur, sans en excepter aucune, l'est bien plus encore dans l'insuffisance aortique, pour les raisons que nous avons énumérées précédemment (XXXII).

On doit considérer cet accident comme un des prodromes les plus certains de la mort subite, quand il se manifeste sous l'influence de perturbations morales ou de fatigues physiques, qui n'entraîneraient dans l'état normal que des troubles légers dans les fonctions du cœur.

L'anasarque, les hydropisies, les congestions secondaires des viscères splanchniques, sont des phénomènes morbides fâcheux; ils indiquent que les malades atteints d'insuffisance aortique entrent dans la période cachectique des maladies du cœur; mais ils n'ont pas grande valeur au point de vue du pronostic de la mort subite. — Les causes de ce mode de terminaison funeste dépendent, comme nous l'avons répété plusieurs fois, de l'évolution organo-pathologique des lésions dont les parois du ventricule gauche sont le siége; aussi est-ce en se fondant sur les signes qui décèlent l'hypertrophie ou l'atrophie avec dilatation de la cavité ventriculaire, les congestions et les dégénérescences du tissu musculaire du cœur, qu'on pourra pronostiquer de la manière la plus probable la possibilité de la mort subite.

CHAPITRE III.

Du traitement de l'insuffisance des valvules sigmoïdes de l'aorte.

XXXVII.

Quand un malade atteint d'insuffisance aortique tombe en syncope, il faut chercher, par tous les moyens possibles, à le ramener à la vie; malheureusement les ressources de l'art sont trop souvent impuissantes contre cet accident. Tous les efforts du praticien doivent donc tendre à le conjurer, soit par des moyens hygiéniques appropriés, soit par un traitement qui a pour but de limiter l'action des causes morbides, et d'arrêter dans sa marche l'évolution organo-pathologique des lésions qui font entrer l'hypertrophie et la dilatation du ventricule gauche dans cette voie d'accroissement progressif qui tôt ou tard devient funeste au malade.

Corrigan a rendu un véritable service à la pratique en démontrant combien sont fausses et dangereuses les indications qui ressortent de la plénitude et de la force apparentes des diastoles artérielles, et en prouvant que la méthode de traitement de Valsalva ne pouvait donner que les plus mauvais résultats. Il est rare en effet que l'indication de déférer aux émissions sanguines générales se présente dans le cours de cette affection. On ne doit saigner le malade que quand il existe un engorgement sanguin des poumons qui entrave la circulation générale ; il est toujours avantageux de ne tirer de la veine qu'une quantité très-modérée de sang. — Mais peut-être le médecin d'Édimbourg est-il allé trop loin dans sa réaction contre la méthode débilitante et antiphlogistique. Pourquoi, par exemple, proscrit-il, en même temps que les évacuations sanguines générales, les sédatifs et les hyposthénisants cardiaco-vasculaires, tels que les préparations de digitale? Nous croyons qu'ils sont indiqués dans tous les cas où il existe des palpitations violentes, de la dyspnée, de l'anxiété précordiale, en un mot, tous les symptômes qui révèlent un état plus ou moins prononcé d'hyperesthésie de l'organe central de la circulation. Nous avouons cependant qu'ils n'agissent que comme moyen palliatif.

Les véritables indications curatives doivent se déduire de la nature même et de la marche du travail morbide dont les parois du cœur sont le siége; aussi pensons-nous qu'on doit recourir aux agents de la médication révulsive, tels que ventouses sèches et scarifiées, vésicatoires volants, cautères, etc. Tous ces moyens thérapeutiques sont propres à dériver à l'extérieur le mouvement fluxionnaire qui s'est emparé du cœur. Malheureusement les connexions vasculaires qui existent entre le cœur, ses annexes et la paroi thoracique, ne sont pas assez nombreuses pour qu'on puisse retirer de l'emploi méthodique des révulsifs toute l'efficacité qu'on serait en droit d'en espérer.

Quand la dilatation du ventricule gauche est considérable, il semble que les applications continues de glace sur la région précordiale devraient donner aux capillaires et aux fibres musculaires du cœur une tonicité propre à activer la circulation interstitielle, à stimuler la contractilité musculaire, et à prévenir l'engorgement simultané des parois et des cavités gauches ; mais il ne faut pas oublier que la sédation obtenue par le froid peut devenir dangereuse, quand on n'emploie pas cet agent avec les précautions convenables. Son usage trop longtemps continué pourrait frapper l'organe de stupeur, et sa cessation brusque provoquer un mouvement de réaction assez violent pour aggraver le mouvement fluxionnaire qu'on cherche à combattre.

Les douches froides, locales et générales, en pluie ou en jet, qui ont donné, entre les mains d'un savant pathologiste et d'un habile praticien, M. le Dʳ Fleury, de si beaux résultats dans le traitement des congestions chroniques de tous les organes splanchniques, pourraient être d'une grande utilité dans l'affection qui nous occupe. Cependant nous hésiterions à recourir à l'hydrothérapie dans les cas graves d'insuffiance aortique, parce que l'impression subite du froid sur toute la surface du corps, et la perturbation générale de la circulation qui en est la conséquence, pourraient être une cause occasionnelle de mort subite, en faisant refluer brusquement le sang de la périphérie du corps vers les poumons et vers le cœur : peut-être l'expérience donnera-t-elle tort à cette vue thérapeutique exclusivement fondée sur des idées théoriques.

En résumé, nous croyons que les précautions hygiéniques, le calme de l'esprit et du corps, les sédatifs de la circulation, et les révulsifs, sont les moyens les plus capables de prévenir la mort subite dans l'insuffisance des valvules sigmoïdes de l'aorte.

www.ingramcontent.com/pod-product-compliance
Ingram Content Group UK Ltd.
Pitfield, Milton Keynes, MK11 3LW, UK
UKHW022059070726
13613UKWH00002B/866